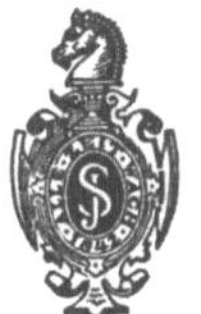

J. Zutt

Freiheitsverlust und Freiheitsentziehung

Schicksale sogenannter Geisteskranker

Mit einem Nachtrag
Freiheitsverzicht und Freiheitsgewinn

Springer-Verlag Berlin Heidelberg New York 1970

Jürg Zutt, em. ord. Professor der Psychiatrie und Neurologie
Johann Wolfgang Goethe-Universität, Frankfurt a. M.

ISBN 978-3-642-86772-9 ISBN 978-3-642-86771-2 (eBook)
DOI 10.1007/978-3-642-86771-2

Softcover reprint of the hardcover 1st edition 1970

Library of Congress Catalog Card Number 79-121988. Herstellung:
Konrad Triltsch, Graphischer Betrieb, 87 Würzburg. Titel-Nr. 1691

Inhalt

Einführung

Die folgende wissenschaftliche Schrift, Erfahrungsbericht und Betrachtungen, ist keine moderne. Sie stützt sich nicht auf große Fallzahlen, statistische Berechnungen, und ergibt daher auch nicht quantitativ signifikante Resultate. Sie stützt sich vielmehr nur auf wenige, wie ich aber glaube, für das abgehandelte Problem lehrreiche Beispiele und deren Aussagekraft. Sie will zum Nachdenken anregen. An sich bin ich überhaupt nicht der Meinung, daß wissenschaftliche Erkenntnis letzten Endes immer auf einem Rechenexempel beruht. Die geringe Zahl von vier Fällen wird zudem immerhin etwas aufgewogen dadurch, daß ich diese Fälle nicht gesucht habe, daß sie mir zufällig begegnet sind und meine Aufmerksamkeit auf sich gezogen haben. Manche weitere Fälle hätte ich noch anführen können. Das änderte aber nichts daran, daß die empirische Basis im Verhältnis zur vermuteten Größe des Problems zahlenmäßig schmal blieb.

Als ich vor nunmehr ungefähr 50 Jahren begann, mich mit Psychiatrie zu beschäftigen, herrschte, wie auf vielen Gebieten des kulturellen Lebens, die von den revolutionären Unruhen der damaligen Zeit, der Zeit nach dem ersten Weltkrieg nicht direkt erfaßt wurden, eine überkommene, gleichmäßige, allgemein anerkannte Ordnung. So war es auch im Bereich der Psychiatrie, insbesondere der geschlossenen psychiatrischen Krankenhausabteilungen. Man vertraute den Ärzten und Behörden, daß diese den Kranken nur dann in eine geschlossene psychiatrische Abteilung verbrachten, wenn es der Zustand im Interesse des Kranken, seiner Behandlung, seines Schutzes vor Selbstschädigung oder im Interesse des Schutzes der Allgemeinheit vor Schädigung durch den Kranken notwendig machte. In den verschiedenen deutschen Ländern gab es damals verschiedene Gesetze, deren allgemein anerkannte Auslegung ein Verfahren ermöglichte, das allgemeine

Zustimmung fand. Mißtrauen war die Ausnahme. Es bezog sich wie immer, wenn in diesem Bereich etwas passiert, darauf, ein gefährlicher Geisteskranker könne leichtfertig freigelassen worden sein oder ein Gesunder zu Unrecht eingesperrt. Dabei spielte seinerzeit gelegentlich auch noch der Verdacht eine Rolle, Angehörige könnten eigener Vorteile willen mit Ärzten sich zusammentun, um einen Vermögenden in der Verfügung über sein Vermögen zu beschränken. Wir haben damals dergleichen Verdächtigungen und Behauptungen ohne Bedenken mit gutem Gewissen und gewiß auch mit Recht in das Reich der Fabel verwiesen. Wir haben erklärt, daß, wenn dergleichen einmal passiert sei oder passiere, es sich dann um eine kriminelle Seltenheit handle. Die Integrität der Institution im ganzen werde davon nicht berührt.

Es kam das Dritte Reich. Auch auf dem Gebiet der Geisteskrankenbehandlung brach die traditionelle, kulturelle Ordnung zusammen, wie auf manchem anderen Gebiet des kulturellen Lebens, wie z. B. auch in der Rechtsprechung und im Strafvollzug. Engstirniger politischer Fanatismus trat an die Stelle von ärztlich-wissenschaftlicher Besonnenheit. Tausende von Kranken und solche, die früher krank gewesen waren, wurden unter der wissenschaftlich unzureichend begründeten Vorstellung, erbkranker Nachwuchs könne durch dergleiche Maßnahmen verhütet, die Erbsubstanz des Volkes könne verbessert werden, zwangsweise sterilisiert. Tausende aber tötete man aufgrund eines geheimen juristischen Verfahrens als lebensunwertes Leben. Als schließlich die Nahrung für alle, auch für die Gesunden, knapp wurde, ließ man viele verhungern. Dies alles sei hier nur aus dem Grunde erwähnt, damit verständlich wird, daß nach dem Zusammenbruch des Dritten Reiches bei den am kulturellen Wiederaufbau Interessierten und Beteiligten durch das Entsetzen über das, was geschehen war, geweckt, ein besonderes Interesse bestand, Geisteskranke vor Unrecht zu schützen und Gesetze zu erlassen, nach denen jeder Eingriff in die Freiheit eines Menschen, auch eines Geisteskranken, geregelt, Willkür und Unrecht aber ausgeschlossen sein sollten.

So entstanden verschiedene Ländergesetze, u. a. das Hessische Freiheitsentziehungsgesetz. Ich habe mich damals gegen den Erlaß derartiger Freiheitsentziehungsgesetze gewandt [1]. Durch die Unterbringung in eine geschlossene psychiatrische Abteilung werde — so argumentierte ich — dem Kranken nicht seine Freiheit entzogen. Denn seine Freiheit habe er schon vorher durch die Geisteskrankheit eingebüßt. Durch die Unterbringung in eine geschlossene psychiatrische Abteilung werde er nur vor den Folgen dieses Freiheitsverlustes bewahrt. Es sei nicht anders als dann, wenn einer seinen angetrunkenen Freund, auch wenn dieser widerstrebt, aus einer Gesellschaft entfernt, um ihn davor zu bewahren, daß er sein Ansehen schädigt. Aufgrund solcher Überlegungen hätte man eigentlich nicht ein Freiheitsentziehungsgesetz erlassen sollen, sondern ein Geisteskranken-Fürsorgegesetz. Meine Argumente haben damals keine Beachtung gefunden. Es entspricht aber meinen damaligen Gedanken, wenn die vorliegende Schrift auch den Titel trägt: „Freiheitsverlust und Freiheitsentziehung". Freiheitsverlust erleidet derjenige, der infolge einer Störung nicht in der Lage ist, sich so zu verhalten, wie es der Idee seiner historischen Person entspricht. Freiheitsentziehung aber erfährt der, der im Besitz dieser Freiheit ist, dem sie aber — aus welchen Gründen auch immer und aufgrund welcher Gesetze — entzogen wird.

Seit Erlaß z. B. des Hessischen Freiheitsentziehungsgesetzes entscheidet nunmehr in Übereinstimmung mit dem Grundgesetz über die Notwendigkeit einer Unterbringung in eine geschlossene Abteilung immer ein Richter. Gerade in der Person des Richters sieht man — an sich mit Recht — den Garanten dafür, daß kein Unrecht geschieht. Der Richter aber ist ein psychiatrischer Laie. Im allgemeinen folgt er daher dem Gutachten des psychiatrischen Facharztes. Es wäre interessant zu wissen, wie oft der Richter eine vom Psychiater für erforderlich gehaltene Unterbringung ablehnt, weil er anderer Meinung ist, oder wie oft er wenigstens von sich aus die Anhörung eines anderen Gutachters anordnet, weil er an der Richtigkeit des ersten Gutachtens zweifelt. Sicher

[1] Juristenzeitung 6, 13 (1951).

sind das Ausnahmen. Der Richter selbst, aus eigener Sachkenntnis, kann ja das Gutachten des Psychiaters nicht beurteilen und deshalb auch kaum jemals daran zweifeln. In der Mehrzahl der Fälle ist ein überprüfendes Urteil gewiß auch sachlich nicht erforderlich. Und so hat sich wohl an vielen Orten die Gewohnheit herausgebildet, daß der Richter eben anordnet, was der Psychiater für gut erachtet. Erfolgt nunmehr ein Einspruch gegen die Unterbringung von seiten des Patienten oder von seiten eines Angehörigen, so verweist der behandelnde Anstaltsarzt an den zuständigen Richter, dieser Richter wiederum holt in den allermeisten Fällen die Auffassung des Arztes ein, gegen dessen Urteil der Patient oder seine Angehörigen Einspruch erhoben haben. Der Arzt wiederum bleibt bei seinem Urteil, und der Richter bleibt bei seinem ablehnenden Bescheid. Ein Ergebnis dieser Verfahrensweise ist es, daß der Anstaltsarzt, der also von Ausnahmen abgesehen immer wieder allein entscheidet, eine große vom Richter gedeckte Macht hat. Er trägt auch eine außerordentlich große Verantwortung, wobei noch zu bedenken ist, daß diese Verantwortung ihn weniger drückt, wenn er sich für die weitere Internierung entscheidet. Denn dann kann kaum etwas passieren. Wenn er aber den Internierten in Freiheit setzt, muß er gewärtig sein, daß unter besonderen Umständen, auch bei einem Rückfall in die Krankheit, der Freigelassene Unheil oder doch wenigstens Unruhe stiftet, was dann von der Öffentlichkeit im allgemeinen kurzschlüssig dem Arzt als Fehler angelastet wird.

Der nachfolgende kleine empirische Bericht soll nun zeigen, welche typischen, bedenklichen Folgen sich aus der geschilderten Sachlage ergeben können, nämlich langdauernde, bei genauer Prüfung sachlich nicht begründete Freiheitsentziehungen, also genau das, was der Gesetzgeber mit seinen Gesetzen, z. B. mit dem Hessischen Freiheitsentziehungsgesetz, verhüten wollte.

Empirischer Bericht

1. Der Fall Heidmann

Der erste Fall, der mir zeigte, daß unsere Einrichtungen die Gefahr in sich bergen, daß ein Fehlurteil schicksalbestimmend fortwirkt, wenn nicht die immerwährende, wache Bereitschaft aller Beteiligten besteht, den Zustand eines Menschen und seine Situation neu zu überprüfen, war ein zu der Zeit, als ich ihn kennenlernte, 46jähriger Automechaniker namens Heidmann. Er wurde aufgrund eines bestehenden Einweisungsbeschlusses vom polizeilichen Überfallkommando am Abend des 5. Nobember 1951 in die Klinik gebracht, nachdem er versucht hatte, unter erheblichem Alkoholeinfluß in die Wohnung seiner geschiedenen Frau einzudringen und sie zu verprügeln.

Über seine Lebensgeschichte gab Heidmann bei dieser Aufnahme das folgende an: Er ist als ältestes Kind eines Artisten im Jahre 1906 geboren. Der Vater war so etwas wie ein musikalischer Clown. Die Mutter hat den Patienten für einen ähnlichen Beruf von Kindheit an trainiert. Bis zu seinem 8. Lebensjahr wohnte die Familie in einem Wohnwagen. Der Vater verunglückte tödlich. Die Mutter heiratete wieder. Mit dem Stiefvater verstand er sich ganz gut. Dieser sei aber im Kriege gefallen. In der Volksschule ist der Patient einmal sitzengeblieben, hat öfters die Schule geschwänzt, weil er lieber zum Schwimmen ging als in die Schule. Von seiner Mutter hat er in der Kindheit viel Schläge bekommen. Aus seiner ersten Lehrstelle bei einem Bäcker wurde er nach einem Vierteljahr entlassen, weil er eingeschlafen war und das Brot hatte verbrennen lassen. Der Meister habe ihn auch geschlagen. Kurze Zeit arbeitete er dann bei einem Metzger, bekam Streit mit einem Gesellen und verlor die Stelle. Er kam zu einem Konditor. Dort gab es wieder Konflikte. Der Meister habe ihn wieder geschlagen. Darauf sei er Autoschlosser geworden, und dies von 1919 bis 1923 geblieben. In diesem Jahr legte er die Gesellenprüfung mit der Note Gut ab. Von da an bis zum Jahre 1938, also 15 Jahre lang, war er Kraftfahrer bei verschiedenen Firmen, zumeist Zigarettenfirmen. 1938/39 war er als Kraftfahrer am Westwall. Von dieser Arbeit hat er sogar ein Diplom. Dann war er Privatchauffeur bei dem Direktor einer Fabrik. Im März 1940 wurde er zur Polizei einberufen. Von April 1940 bis 1941, also mit 35 Jahren, mußte er eine Gefängnisstrafe absitzen wegen Heiratsschwindel. Von seiner ersten Frau, mit der er einen Sohn hatte, wurde er geschieden. Von Oktober 1941 bis Februar 1946 war er Soldat. Er habe weder Verwundungen noch Krankheiten durchgemacht. Einmal hatte er 5 Tage Arrest wegen Beleidigung eines Vorgesetzten und wegen Tätlichkeiten gegen diesen. Nach seiner Entlassung aus der Kriegsgefangenschaft arbeitete er wieder als Kraftfahrer. Mit seiner zweiten Frau hatte er große Schwierigkeiten. Er glaubte, daß sie, als er im Kriege war, Beziehungen zu anderen Männern hatte, was sie allerdings nie zugab. Es kam zu Tätlichkeiten. Im Juni 1946 war er nach einem heftigen Streit mit seiner Frau ein erstes Mal in die Klinik eingeliefert worden.

Die damalige Einweisung erfolgte nach vorliegenden Akten auf Veranlassung der Gesundheitspolizei. Aus den Akten des Gesundheitsamtes aus jener Zeit ergibt sich, daß sich Frau Heidmann an das Gesundheitsamt gewandt hatte, weil sie seit der Rückkehr des Mannes aus der Kriegsgefangenschaft dauernd seinen Mißhandlungen und Drohungen ausgesetzt war. Er beschuldige sie des Diebstahls, verlange Geld, das er durch Hin- und Herreisen verbrauche, und verlange von ihr einfach Kost und Verpflegung. Er habe eine Stelle als Kraftfahrer angenommen, aber dort nur 5 Wochen gearbeitet. Geld habe er davon nicht abgegeben. Jetzt sei er schon wieder ohne Arbeit. Um sich Rauchwaren zu verschaffen, habe er einen ihr gehörigen Kostümstoff hinterlegt. Wenn sie ihm nicht alles gebe, was er wolle, werde er brutal und gemein. Am 3. Mai habe er sie so geschlagen, daß sie die Polizei zu Hilfe holen mußte. Sie sei eigentlich dauernd in Gefahr. Er lasse sie nicht mehr in die Wohnung, sie sitze auf der Straße. Er habe im Jahre 1935 eine Lues-Erkrankung gehabt. Sie nehme an, daß das jetzt wieder zum Ausbruch gekommen sei. Sie bitte, die Sache beschleunigt nachzuprüfen.

Schon aus dem Jahre 1937 gab es beim Pflegeamt der Stadt Vorgänge über Heidmann. Danach wurde er im Jahre 1937 von seiner ersten Ehefrau bezichtigt, eine Lues zu haben. Die Untersuchung hatte aber damals ein negatives Ergebnis. Aus einem weiteren Vorgang allerdings war zu entnehmen, daß Heidmann von 1933—1935 an einer Lues gelitten haben soll und damals auch eine Kur gemacht haben. (Genaueres darüber ist nicht bekannt. Es ist auch nicht sicher, ob nicht eine prophylaktische Kur gemacht wurde, weil die erste Frau eine Lues hatte. Diese stammte aus einer ungeordneten Familie, der Vater soll Trinker gewesen sein, die Mutter Prostituierte.)

Nach einem Auszug aus dem Strafregister wurde Heidmann schon im Jahre 1934 — mit 28 Jahren — wegen Nichtvorfahren mit einem Kraftfahrzeug, und weil er sich der Feststellung durch die Flucht entzogen hatte, mit einer Geldstrafe bestraft. Im Jahre 1937 war er wegen unbefugten Waffenbesitzes bestraft worden, im Jahre 1940 wegen Betruges in fortgesetzter Handlung. Dabei handelte es sich auch um den Heiratsschwindel, von dem oben die Rede war.

Durch den Außendienst des Gesundheitsamtes wurden dann 1946 Erkundigungen über Heidmann eingezogen. Der Hausverwalter z. B. sagte, es habe sich bei den Krächen in der Familie wohl immer um Ehestreitigkeiten gehandelt, hervorgerufen durch den Lebenswandel der Frau in der Zeit, als Heidmann bei der Wehrmacht war. Außer einem etwas großspurigen Benehmen könne er dem Heidmann Nachteiliges nicht nachsagen. Seiner Meinung nach sei Frau Heidmann die Urheberin der Ruhestörungen gewesen. So habe sie z. B. einmal von der Straße aus ihm zugerufen: „Du Syphilisbruder, wir bringen Dich schon hin, wo Du hingehörst!"

In einem zusammenfassenden Bericht des Gesundheitsamtes heißt es dann, daß die Angaben sich widersprächen. Fest stehe, daß Heidmann seine Frau öfters geschlagen habe. Heidmann habe ein krankhaftes Geltungsbedürfnis und möchte mehr scheinen als er ist. Er spreche von viel Geld, habe aber keines. Er fasele von Geschäftsunternehmungen. Eine Gemeingefährlichkeit allerdings könne man darin nicht erblicken. Der behandelnde Arzt habe es für angebracht erklärt, daß Heidmann auf seinen Geisteszustand untersucht werde. Das könne nicht schaden. Eine amtsärztliche Untersuchung Heidmanns wurde befürwortet.

Diese amtsärztliche Untersuchung fand am 3. Juni 1946 statt. Der Bericht darüber ist kurz. Er lautet: *„Heidmann wurde heute amtsärztlich untersucht. Körperlich besteht Differenz- und Reaktionslosigkeit der Pupillen, die übrigen Reflexe sind normal. Psychisch sehr selbstbewußtes Auftreten, angedeutete Größenideen, Redesucht, Bagatellisierung seiner Straftaten. Es handelt sich um eine progressive Paralyse. Wegen Gemeingefährlichkeit Anstaltsbehandlung erforderlich"*. Das ist das Attest, aufgrund dessen der Patient am 14. Juni 1946 in die Nervenklinik eingeliefert wurde. An der Diagnose wurde bis zum November 1951, also 5 Jahre lang, im Grunde genommen festgehalten.

Der Patient blieb 1946 ein Vierteljahr in der Klinik. Die Diagnose lautete bei der Entlassung: „Verdacht auf progressive Paralyse". In Klammern wurde geschrieben: „Blut und Liquor negativ". Ferner wurde vermerkt: Die linke Pupille sei größer als die rechte. Die Pupillen seien entrundet. Sie reagierten praktisch nicht auf Licht, die Konvergenzreaktion sei mäßig. Es bestehe eine leichte Dysarthrie. Er sei expansiv. Obwohl Blut und Liquor völlig normal waren und die Blutsenkungsreaktion nicht erhöht, wurde an der Diagnose „Beginnende progressive Paralyse" festgehalten und eine Malaria-Kur durchgeführt. Eine Salvarsan-Kur wurde angeschlossen. Da der Patient sich geordnet führte, wurde die Aufhebung der polizeilichen Einweisung beantragt. Der Patient wurde nach Haus entlassen. Im Entlassungsbefund heißt es, die Salvarsan-Kur solle fortgesetzt werden. Es handle sich um eine beginnende progressive Paralyse.

Am 5. Juli 1949 wurde Heidmann wieder aufgenommen mit einem Attest des Gesundheitsamtes: „Wegen PP. von der Gesundheitsverwaltung eingewiesen wegen Gemeingefährlichkeit." Dieser Einweisung in die Klinik war folgendes vorhergegangen: Am 14. Mai 1949 hatte Heidmanns Frau mit ihrer Mutter bei der Gesundheitsbehörde vorgesprochen und angegeben, daß ihr Mann am vorgestrigen Abend wieder betrunken nach Hause gekommen sei. Am folgenden Morgen habe er ihr gedroht, er würde sie hinauswerfen. Eine Nadel wolle er vergiften und sie damit totstechen. Er drohe überhaupt fortgesetzt. Schon seit Wochen sei er krank geschrieben und treibe sich die ganze Nacht draußen herum. Verschiedentlich habe er Zechprellereien begangen. Als er das letzte Mal, d. h. vor 3 Jahren, aus der Klinik gekommen sei, habe er sich 2 Jahre lang zu Hause herumgedrückt und sie, die Frau, arbeiten lassen. Ferner gab die Ehefrau an, daß sie von ihrem Mann ununterbrochen auf das gemeinste beschimpft werde. Er werfe ihr vor, sie hätte es mit anderen, sie ginge mit jedem Mann ins Bett. Aufgrund dieser Klagen der Frau wurde Heidmann am 5. Juli 1949 von der Polizei wieder in die Nervenklinik eingeliefert. Er setzte dieser Maßnahme erdenklichsten Widerstand entgegen, er versuchte über das Dach des Hauses zu entkommen. Das konnte verhindert werden. Er versteckte sich dann, verbarrikadierte sich, und es mußte erst ein Schlossermeister hinzugezogen werden. Schließlich wurde er unter Anwendung einer gewissen Gewalt ins Auto gebracht und in die Nervenklinik direkt eingeliefert. Dort blieb er etwas über 2 Wochen und wurde dann in eine Anstalt verlegt. Die Diagnose lautete: progressive Paralyse, dement euphorisch. Zur Zwischenanamnese gab Heidmann selbst an, er habe seit der Entlassung aus der Klinik im Jahre 1946 ununterbrochen im Autotransportgewerbe als Kraftfahrer gearbeitet. Er habe oft die Firmen gewechselt. Vor 6 Wochen habe er sich krank gemeldet, er habe nicht mehr fahren können, er sei entkräftet gewesen, sein Magenleiden habe sich bemerkbar gemacht, er sei krankgeschrieben worden. Viele Speisen könne er nämlich nicht vertragen. Wegen Diebstahls angezeigt, sei er einige Tage unschuldig in Haft gewesen. Er lebe in Scheidung mit seiner zweiten Frau. Er wolle sich aber eigentlich nicht scheiden lassen.

Heidmann wurde in eine Anstalt verlegt als dementer Paralytiker. Dort gefiel es ihm nicht. Er fand das Essen nicht gut und zu wenig. Er fand die Pfleger nicht freundlich, auch die Unterkunft schlecht. Er arbeitete in der Gärtnerei, und er entwich am 15. August 1949, suchte in Frankfurt seine Frau und seinen Schwager auf. Schließlich ließ er sich von seiner Frau überreden, sich von der Rettungswache wieder in die Klinik bringen zu lassen. Er wollte ihr zuliebe wieder eine Kur machen, er wollte sich möglichst wieder mit ihr vertragen, er sehe ja ein, daß er Fehler gemacht habe. Er wolle sich bessern. In der Epikrise der Klinik heißt es dieses Mal: „Der Patient bietet das Bild einer expansiven progressiven Paralyse. Er ist aus der Anstalt entlaufen. Die Frau hat den gemeingefährlichen Patienten zurückgebracht. Er zeigt sich etwas ruhiger und einsichtiger. Der objektive Befund indessen ist unverändert."

Er wurde nunmehr am 18. August 1949 in eine andere Anstalt verlegt. Aus dieser entwich er am 20. September 1949. Die Polizei brachte ihn daraufhin am 22. September 1949 wieder in unsere Klinik. Hier gab er an, seine Frau habe sich geweigert, ihm warme Wäsche zu schicken. Daher habe er sich entschlossen, die Sachen selbst zu holen. Das habe er auch gemacht. Er habe sich auch mit seiner Frau ausgesöhnt und die Scheidung zurückgezogen. Er habe vor 2 Tagen mit einem anderen Patienten zusammen die Anstalt verlassen. Einen Tag habe er bei einem Bauern gearbeitet. Heute morgen sei er nach Haus gekommen. Später habe ihn die Polizei wieder abgeholt. Im Aufnahmebefund heißt es, der Patient komme mit der Gesundheitspolizei wegen Zustandes bei progressiver Paralyse zur Aufnahme. Nach 2 Tagen wurde er in die Anstalt, aus der er entwichen war, wieder zurückverlegt. Aus dieser Anstalt entwich er wieder, und er wurde aufgrund des noch bestehenden Einweisungsbeschlusses von der Polizei in seiner Frankfurter Wohnung gestellt, wurde zum Revier gebracht und durch die Rettungswache in die Nervenklinik eingeliefert. Dort blieb er ungefähr 14 Tage. Die Diagnose lautete: „Progressive Paralyse, Defektheilung, leicht demente Form." Er berichtete selbst, er wäre aus dem Fenster der Anstalt herausgesprungen, habe Autos angehalten und sei auf diese Art und Weise nach Frankfurt gekommen. Seine Frau habe ihm mitgeteilt, daß die Ehescheidung ausgesprochen sei. Er selbst gibt an, er habe sich zu Hause ruhig verhalten. Um 19.30 Uhr seien Polizeibeamte gekommen, hätten ihn nach seinen Entlassungspapieren gefragt, und da er keine hatte, ihn aufgefordert, mitzukommen. Er sei bereitwillig mitgegangen. Nach dem Grunde befragt, warum er aus der Anstalt entwichen sei, gab er an, er habe nach Frankfurt gewollt, um beim Gesundheitsamt seine Entlassung zu erwirken. Weiter heißt es in dem Krankenblatt, daß er psychisch ruhig und geordnet war, keine Größenideen äußerte, nichts Expansives zeigte, etwas gedrückt war, bereitwillig Auskunft gab, keinen Rededrang hatte. Die Sprache sei leicht dysarthrisch gewesen. Der damalige Direktor der Klinik, der den Patienten am 20. Dezember persönlich bei einer Visite offenbar kurz untersuchte, ließ vermerken: Da keine positiven Reaktionen im Blut und Liquor, kann man eine mit leichtem Defekt ausgeheilte Paralyse annehmen. (Es war dem untersuchenden Direktor offenbar nicht gesagt worden, daß ein positiver Liquor überhaupt nie gefunden worden war.) Keine neue Landesheilanstaltseinweisung, sondern Versuch, den Patienten in andere familiäre Verhältnisse (er soll bei seinem Bruder leben können) zu entlassen. Vor der Entlassung erschien die erste Frau Heidmanns und erklärte, daß sie für ihn sorgen wolle. Er erklärte, er sei von seiner zweiten Frau geschieden und wolle nichts mehr von ihr wissen. Deswegen käme es auch nicht mehr zu Streitigkeiten. Er habe aus allem die Lehre gezogen. Er würde sofort anfangen zu arbeiten. Die Gesundheitsverwaltung war mit dieser Lösung einverstanden. Die polizeiliche Einweisung wurde aufgehoben, und Heidmann wurde von seiner ersten Frau abgeholt.

Am 17. Mai 1950 teilte das Fürsorgeamt mit, daß Heidmann nicht bei seiner ersten Frau geblieben war, sondern gleich wieder zu seiner zweiten Frau gegangen sei. Er habe nicht gearbeitet. Anscheinend habe er einen Diebstahl begangen, weswegen er jetzt in Untersuchungshaft sitze.

Als Heidmann im November 1951 vom Überfallkommando wieder in die Klinik gebracht wurde, machte er meinen Mitarbeitern und mir nicht den Eindruck eines defekten Paralytikers. Wir zweifelten an der Diagnose aufgrund des Gesamteindrucks, den uns der Patient machte, und aufgrund seines Verhaltens. Entscheidend für unsere Auffassung, daß eine progressive Paralyse, also eine syphilitische Gehirn- und Geisteskrankheit, nicht vorliege, war das folgende: 1. Die Pupillenstörung, die am 3. Januar 1946 den untersuchenden Amtsarzt wohl in erster Linie dazu veranlaßt hatte, eine progressive Paralyse zu diagnostizieren, eine Auffassung, an der man in all den Jahren von 1946—1951 festgehalten hatte, erwies sich bei näherer Betrachtung, auch nach Auffassung der konsultierten Augenklinik mit einer an Sicherheit grenzenden Wahrscheinlichkeit, als nicht syphilitisch, sondern als eine sog. Pupillotonie, eine Möglichkeit, die in all den Jahren diagnostisch überhaupt nicht in Betracht gezogen wurde. 2. Blut- und Liquoruntersuchung ergaben vollkommen normale Resultate, und eine Durchsicht der Krankengeschichte ergab, daß niemals bei den wiederholten Blut- und Liquoruntersuchungen Lues-spezifische Reaktionen gefunden worden waren, der Liquor insbesondere war vielmehr immer vollkommen normal. Das war auch der Fall vor der ersten Malaria-Kur, durch deren Durchführung später Untersucher auf den Gedanken kommen konnten, der paralytische Prozeß sei damals durch diese Malaria-Kur zum Stehen und zum Schwinden gebracht, der Liquor wäre dadurch saniert worden. 3. Der ganze Lebenslauf Heidmanns zeigte nichts von einer progressiven Krankheit, er war vielmehr typisch für einen haltlosen Psychopathen, der zu Renommistereien und Pseudologien neigt, zum Alkoholmißbrauch und zu Erregungszuständen, in denen er gegen seine Umgebung aggressiv wird. Derartige Psychopathen-Typen sind psychiatrisch wohlbekannt, es ist auch bekannt, daß sie immer wieder in Konflikt mit ihrer Umgebung geraten, gelegentlich auch wegen ihres Verhaltens in psychiatrische Kliniken zur Aufnahme kommen müssen.

Wir haben aus dieser unserer im Unterschied zu früheren Untersuchern anderen diagnostischen Auffassung den Schluß gezogen, zu beantragen, daß Heidmann, der sich auf der Abteilung als ganz gewandter, fleißiger Arbeiter bewährte, auf freien Fuß zu setzen sei. Dieser Antrag wurde vom Gericht zunächst abgelehnt. Unter den Gründen heißt es: „Heidmann, der im Jahre 1949 in Frankfurt am Main verschiedene Diebstähle, Unterschlagungen, Zechprellereien begangen hatte, wurde durch Urteil des Landgerichts Frankfurt a. M. vom 20. Februar 1950 freigesprochen, da er diese Taten im Zustand der Zurechnungsunfähigkeit begangen hatte. Gemäß § 42 b StGB wurde gleichzeitig seine Unterbringung in eine Heil- und Pflegeanstalt angeordnet, da er eine Gefahr für die öffentliche Sicherheit darstellt. Aufgrund dieses Urteils erfolgte die Einweisung Heidmanns in die Landesheilanstalt E. Er hat sich dort zunächst gut geführt, jedoch im Juni 1951 mit einer Schwachsinnigen, von der er wußte, daß sie eine Patientin in der Anstalt war, mehrfach geschlechtlich verkehrt. Im Herbst 1951, nach einer Magenoperation, verschlimmerte sich sein Geisteszustand. Er drängte auf Entlassung aus der Anstalt. Einmal wurde ein Messer bei ihm gefunden. Am 4. November 1951 entwich er aus der Anstalt und befindet sich nun nach seiner Wiederergreifung in der Nervenklinik Frankfurt a. M. Wenn er auch seit diesem Zeitpunkt, wie der Direktor der Klinik mitteilt, völlig geordnet sich verhält und innerhalb der Abteilung selbständig Arbeiten verrichtet, so konnte doch dem Antrag auf Beurlaubung mit Rücksicht auf sein früheres Verhalten in der Landesheilanstalt E. und in anbetracht der Tatsache, daß die Beobachtungszeit in der Nervenklinik Frankfurt a. M. nicht einmal einen vollen Monat gewährt hat, nicht entsprochen werden. Heidmann leidet nach dem Gutachten des Oberarztes Dr. W. aus der Anstalt in H. an einer unheilbaren organischen Gehirnkrankheit (progressive Paralyse), die seinen Geisteszustand unregelmäßig beeinflußt. Nach Ansicht dieses Sachverständigen, der sich die Kammer anschließt, sind von Heidmann, wenn er sich in Freiheit befindet, stets wieder strafbare Handlungen zu erwarten. Die Berichte der Landesheilanstalt unterstützen diese Annahme, da danach als feststehend angesehen werden muß, daß Heidmann sich nach einer gewissen Zeit, in der er sich fast normal verhält, psychisch wieder ungünstig verändert und Entweichungsversuche u. dgl. wieder unternimmt. Hiernach kann aber die kurze Zeit in der Nervenklinik Frankfurt a. M. nicht als ausreichender Prüfstein für ein nunmehr zu erwartendes normales Verhalten Heidmanns angesehen werden. Eine Beurlaubung erscheint daher vorläufig nicht angebracht".

Da Heidmann sich weiter ordentlich führte — was übrigens bei Psychopathen dieses Typs während langer Zeit durchaus der Fall sein kann, er war ja auch 4 Jahre beim Militär, ohne daß es dort zu schweren Konflikten kam —, da er auch von Beurlaubungen regelmäßig zurückkam, wiederholten wir den Antrag auf Entlassung, wobei wir u. a. ausführten: „Natürlich ist es möglich, daß er auch wieder einmal straffällig wird. Das wird man aber niemals vermeiden können. Daß ihm der Schutz des § 51 in einem solchen Falle zuzubilligen wäre, ist unwahrscheinlich. Daß aber sein längerer Aufenthalt in einer geschlossenen Abteilung jetzt noch irgendeinen Sinn hat, glauben wir nicht." Eine passende Tätigkeit, in der Heidmann zu dieser Zeit unterkommen konnte, hatte er sich selbst bei seinen Ausgängen in die Stadt gesucht, eine Hilfstätigkeit in einem Speisewagen. Schließlich willigte die Staatsanwaltschaft, der wir unsere Argumente wiederholt vortrugen, ein, daß Heidmann am 29. Januar 1952 beurlaubt wurde. Bis Mitte April 1952, also während eines Vierteljahres, stellte er sich regelmäßig in der Klinik vor. Er war stets ordentlich gekleidet und machte nicht im geringsten den Eindruck der Verwahrlosung. Er berichtete über seine Tätigkeit als Speisewagenschaffner, erzählte über seine Fahrten. Er war zufrieden, weil er gut zu essen bekam. Die Stimmungslage war immer ausgeglichen, etwas weniger gedrückt als während des Klinikaufenthaltes. Er war auch nichts besonders großspurig. Uns gab er an, er habe seine Frau in dieser Zeit nicht aufgesucht.

Von April bis Mitte Juni kam Heidmann nicht wieder wie verabredet zur Vorstellung in die Klinik. Der Arzt, bei dem er sich gewöhnlich zeigte, setzte sich daher am 13. Juni mit dem Vormund des Patienten in Verbindung, um über dessen Verbleib etwas zu erfahren. Am gleichen Nachmittag rief der Vormund telefonisch an und teilte mit, daß sich Heidmann in seiner Wohnung an seinem Bett erhängt hatte. Motive für die Tat seien vollständig unbekannt.

Die nachträgliche Rücksprache mit der ersten Frau des Patienten ergab folgendes: Heidmann hatte in der Klinik von vornherein nicht die Wahrheit gesagt, als er behauptete, bei seiner zweiten Frau zu leben. Er war vielmehr vom 1. Tag an zu seiner ersten Frau zurückgekehrt. Diese nahm ihn freundlich bei sich auf und gewährte ihm freie Kost und Unterkunft. Er selbst gab niemals irgendwelches Geld als Entschädigung. Er schaffte sich auch von seinem Verdienst keine neuen Sachen an, sondern trug geliehene Sachen von seinem Bruder und von seinem Sohn. Was er mit dem Geld eigentlich machte, ist unbekannt. Sein Verdienst betrug etwa 170,— DM netto nach Abzug der Verpflegung und Unterbringungskosten bei der Eisenbahn. Das Verhalten des Patienten war im Vergleich zu früher vollkommen unverändert. Zu manchen Zeiten war er gesprächig, großspurig und ging allen Leuten mit seinen Redereien auf die Nerven. Diese Zeiten dauerten ungefähr 14 Tage an, dann war er wieder ruhiger und umgänglicher. Im Mai war er wegen einer Sehnenzerrung im linken Kniegelenk 3 Wochen lang krank geschrieben. Während dieser Zeit habe sich sein Verhalten plötzlich vollständig geändert. Er sprach fast nichts, er aß sehr wenig, er rauchte nicht mehr und schlief ausgesprochen schlecht. Er lag den ganzen Vormittag im Bett herum. Nachmittags stand er etwas auf, konnte sich aber zu nichts aufraffen. Dieser Zustand wurde zunächst von der Umgebung sehr begrüßt, da er endlich einmal ruhiger war. Freitag, den 13. Juni sprach er morgens kurz mit seiner ersten Frau und sagte, er würde sich heute wieder gesund schreiben lassen und sein Krankengeld abholen. Zunächst möchte er aber noch 1 oder 2 Stunden schlafen. Die Frau verließ daraufhin ahnungslos das Haus. Als sie gegen Mittag zurückkehrte, fand sie ihn in erhängtem Zustand tot vor. Er hatte keine Zeile für sie hinterlassen. Es war auch sonst aus den äußeren Verhältnissen nichts erkennbar, was ihn zu der Tat veranlaßt haben konnte. Es fand sich lediglich ein Zettel, auf dem stand: 30 Mark für Hansi. (Hansi ist die zweite Frau des Patienten, von der er inzwischen auch geschieden war.)

Eine Rücksprache mit dem Vormund ergab noch, daß die Vaterschaftsfrage für das in der Anstalt von dem Patienten gezeugte Kind aufgerollt worden war und daß er die Vaterschaft entgegen seiner früheren Aussagen abgestritten hatte. Der Vormund dachte, daß hierin vielleicht ein Grund für die Tat zu erblicken sei. Bei der Speisewagen-Gesellschaft waren niemals Klagen über ihn geäußert worden. Angehörigen gegenüber hatte Heidmann von allen diesen Dingen nichts erwähnt.

Nachträglich muß man diagnostisch auch im Hinblick auf den durch äußere Vorkommnisse offenbar nicht recht motivierten Selbstmord nach einer Zeit, in der er auffallend still war und schlecht schlief, auch an folgendes denken: Es ist gar nicht selten, daß eine Veranlagung zu psychopathischer Haltlosigkeit sich mit der Anlage zu manisch-depressiven Stimmungsschwankungen kombiniert. Das führt dann dazu, daß die psychopathisch haltlos pseudologischen Entgleisungen zu manchen Zeiten sehr deutlich in Erscheinung treten, dann eben, wenn eine leichte Stimmungsänderung nach der manischen Seite hin vorliegt, während dann längere Zeiten wieder ein ausgeglicheneres und ruhigeres Verhalten Platz greift. So kann es bei einem Überblick über das Leben Heidmanns auch bei ihm gewesen sein. Zeiten umtriebigen, renommistischen Verhaltens wechselten immer wieder mit solchen auffälliger Ruhe und hypochondrischer Klagsamkeit, wobei er auch schlecht schlief. Jedenfalls muß man bei dem unzureichend motivierten Selbstmord an eine akute depressive Verstimmung denken, die ihn den Tod suchen ließ. Von früheren Selbstmordversuchen ist nichts bekannt, nicht einmal davon, daß er Selbstmordabsichten geäußert hat.

Der tragische Tod dieses unglücklichen, unruhigen Menschen — tragisch schon deshalb, weil er erfolgte, kurz nachdem die Diagnose, die ihm so viele Freiheitsentziehungen gebracht hatte, korrigiert war — hatte noch eine für unsere Betrachtungen bemerkenswerte Folge: Heidmann wurde am 16. Juni 1952 im Institut für gerichtliche Medizin obduziert. Als *klinische* Diagnose war vermerkt: Verdacht auf progressive Paralyse. Haltloser Psychopath (fragliche Lues). Der Bericht von der Obduktion lautete: „Die äußere Besichtigung des Gehirns zeigte völlig zarte Basisgefäße. Die Meningen an der Basis sind gering getrübt, die an der Konvexität völlig zart. Es bestehen keine Atrophien. Auch an Frontalschnitten ist kein krankhafter Befund zu erheben. Nur der vorderste oberste Anteil des Balkens zeigt eine eigentümlich leichte Grauverfärbung. Histologisch wurde eine Frontalscheibe durch das Stirnhirn auf Höhe des Balkenbeginns untersucht. Sie zeigte mit Ausnahme akuter Stauungserscheinungen keinerlei pathologischen Befund. Es bestehen keine Ganglienzellausfälle und keine Infiltrate. Die Meningen sind zart. *Auf den untersuchten Schnitten zusammenfassend kein krankhafter Befund*". *Dieser Obduktionsbefund ist der sichere Beweis dafür, daß die im Jahre 1946 gestellte Diagnose, an der man bis zum Jahre 1951 festhielt und aufgrund derer Heidmann als defekter Geisteskranker angesehen, behandelt und begutachtet wurde und wegen seiner Gefährlichkeit lange Zeit in geschlossenen Anstalten verwahrt wurde, falsch war.*

Zusammenfassung

Sicher könnte man über das Leben Heidmanns noch mancherlei erfragen und zur Darstellung bringen, was für das Verständnis seines Charakters und seines Schicksals von Interesse und von Wert wäre. Das, was der vorliegende Bericht enthält, reicht aber aus, um das, worum es in dieser Schrift geht, klar herauszustellen.

5 Jahre lang wurde Heidmann unter einer falschen Diagnose als unberechenbarer, gefährlicher Gehirn- und Geisteskranker betrachtet und bei den zuständigen Behörden als solcher geführt und dementsprechend behandelt. Wenn er mit seiner Frau in Streit geriet, brauchte diese eigentlich nur die Polizei anzurufen, und er wurde in eine psychiatrische, geschlossene Abteilung, einige Male in die Frankfurter Nervenklinik, außerdem in drei verschiedene Landesheilanstalten, gebracht. Als er im Jahre 1949 verschiedene Diebstähle, Unterschlagungen und Zechprellereien begangen hatte, wurde er sogar als Paralytiker begutachtet und aufgrund der falschen Diagnose freigesprochen und als gefährlicher Geisteskranker nach § 42b des StGB in eine Heil- und Pflegeanstalt eingewiesen.

In Wahrheit handelte es sich nicht um einen Paralytiker, sondern um eine sog. psychopathische, haltlos-pseudologische Persönlichkeit. Dafür spricht die schon früh einsetzende Ungeordnetheit seines Lebens, sein frühes Versagen im Beruf. Schon in der Lehrzeit kam es zu kriminellen Entgleisungen, später zu zwei Scheidungen mit schweren Familienkonflikten. Auch daß es einmal, z. B. beim Militär, wo der fehlende innere Halt durch die äußere Disziplin ersetzt wurde, ein paar Jahre einigermaßen gut ging, und daß er nach der Entlassung vom Militär sich in das Familienleben so gar nicht mehr einordnen konnte, paßt in dieses Bild. Dergleichen Psychopathen können zuweilen auch ganz gutmütig und nachgiebig sein. Daß eine manisch-depressive Komponente eine Rolle gespielt haben wird, habe ich erwähnt. Nicht nur der Tod durch Suizid weist in diese Richtung, auch daß früher Zeiten vorkamen, in denen er initiativelos, hypochondrisch und klagsam geschildert wird.

Wahrscheinlich hat er mit den Jahren selbst geglaubt, er sei ein Paralytiker! Wie sollte er nicht daran glauben, nachdem ihm von so vielen Fachleuten und auch vom Gericht gesagt und bestätigt worden war, daß er ein Geisteskranker sei und an einer progressiven Paralyse leide? Es ist ja fast rührend, daß er einmal nach einem Streit mit seiner Frau freiwillig in die Klinik ging, um sich behandeln zu lassen, weil er sich bessern wollte. Entsprechend seiner Wesensart und seiner artistischen Ausbildung führte für ihn der Weg in die Freiheit nicht über hartnäckigen Protest oder wiederholte, durch Argumente begründete Eingaben. Die Methode des psychopathischen Artisten war das Entweichen. Das gelang ihm auch immer wieder. Dem Zugriff der Polizei versuchte er durch Flucht über die Dächer, auf denen er sich verbarrikadierte, zu entgehen.

An sozialpsychiatrischer Betreuung hat es vollkommen gefehlt. Sicher bleibt auch bei einem haltlosen Psychopathen zuweilen kein anderer Rat, als ihn zu internieren, wenn er in einen Zustand gerät, in dem er seine Freiheit verliert, zumeist aber doch nur für kürzere Zeit, worauf der Versuch einer Rehabilitation folgen sollte, d. h. der Versuch, ihn in ein geordnetes persönliches und berufliches Leben wieder hineinzuführen. Dabei ist ja auch als prognostisch günstig zu bedenken, daß solche Menschen mit dem Älterwerden gar nicht selten zu einer sozial angepaßteren Lebensweise hinfinden. Heidmann aber wurde jeweils seiner Unordnung und seiner Haltlosigkeit überlassen, scheiterte dann und wurde unter der falschen Diagnose immer wieder interniert. Es ist nicht ganz ausgeschlossen, daß dieses sein ungerechtes Schicksal unter den Motiven, die schließlich zu seinem Selbstmord geführt haben, auch mit eine Rolle gespielt hat.

Bei den nachfolgenden drei Fällen handelt es sich um sog. Schizophrene. Das ist kein Zufall. Diese Diagnose bedeutet heutzutage vielerlei, und das heißt zugleich, sie bedeutet wenig. In dem Aufsatz „Nosologische Hypothesen zum Schizophrenieproblem“ [2] habe ich mich dazu geäußert. Hier im Rahmen dieser Schrift sei nur die bekannte Tatsache hervorgehoben, daß es bei Schizophrenien nicht so wie bei der progressiven Paralyse zur Bestätigung oder zur Widerlegung der Diagnose einen körperlichen Befund gibt, z. B. einen Liquorbefund oder einen Sek-

[2] Zutt: Gesammelte Aufsätze — Auf dem Wege zu einer anthropologischen Psychiatrie. Springer 1963, S. 380.

tionsbefund. Es gibt nichts dgl. Die Bedeutung dieser Tatsache für unser Thema wird klar, wenn wir bedenken, daß Heidmann ohne diese Befunde als Paralytiker verkannt geblieben wäre, einfach deshalb, weil ihn eine ganze Anzahl von Fachärzten, darunter Klinik- und Anstaltsleiter, als solchen verkannt und begutachtet hatten.

2. Der Fall Messer

Am 11. Oktober 1948 wurde Friedrich Messer, der damals 56 Jahre alt war, in das psychiatrische Krankenhaus X. eingeliefert. Im Einweisungszeugnis hieß es, der Patient lebe völlig allein, er pflege keinerlei Verkehr, nach Aussagen der Hausbewohner habe er nur Geschwister in Amerika, mit denen er keinerlei Briefwechsel habe. Im Betrieb sei er stets als Außenseiter betrachtet worden. Bis in die jüngste Zeit seien jedoch keine abnormen Reaktionen bei ihm beobachtet worden. Nach den getroffenen Feststellungen sei er ledig. Ob er einmal verheiratet war, sei nicht festzustellen. In der Woche vom 4.—9. Oktober 1948 war er auffällig geworden: Er verzichtete bei der Ausgabe der Langarbeiterkarten abrupt auf seine Karte, als er gebeten wurde, seine Unterschrift nicht über den hierfür vorgesehenen Raum hinaus zu schreiben. Die Vorgesetzten wären in den letzten Tagen so unfreundlich und es würde ihm überhaupt nicht mehr so gut in dem Betrieb gefallen. Am Morgen des 11. Oktober 1948 drückte er seinem Meister einen Zettel in die Hand, auf dem neben farbigen Zeichen stand: „Graf von Schweden“. Er verabschiedete sich dann sofort und verließ den Betrieb. Als er gegen 10 Uhr in seiner Wohnung von einem Arzt besucht wurde, erklärte er, er habe seine Sendung vom Allerhöchsten und müsse diese auch erfüllen. Der Betriebsleiter möge zu ihm kommen, wenn er etwas von ihm wolle. Er schloß daraufhin die Wohnungstür. Die Mitbewohner berichteten, daß er seit Tagen Schriften im Hause verteile, des Nachts im Hemd durchs Haus laufe und von seiner Mission erzähle. Der mit ihm eine Etage bewohnenden Hausgenossin habe er durchs Schlüsselloch zugerufen: „Ich weiß, daß sie mich hassen“, weshalb diese Hausbewohnerin dann Zuflucht bei anderen suchte.

Die Einweisung wurde für notwendig erachtet, da der Patient ohne jeden Anhang war und somit jede Kontrolle über ihn fehlte. Zum anderen stellte er durch die Art seines Gebarens eine Gefährdung der öffentlichen Ordnung und Sicherheit dar. Die Einweisung geschah im Einverständnis mit dem staatlichen Gesundheitsamt. Medizinalrat Sch. erklärte telefonisch, daß im vorliegenden Fall die amtsärztliche

Bescheinigung der Notwendigkeit der Einweisung nicht erforderlich sei. Diagnose: Paranoia.

Bei der Einlieferung in X. gegen 17.30 Uhr lag Messer völlig regungslos auf der Krankentrage. Gegen den Transport hatte er sich lebhaft zur Wehr gesetzt. Zeitlich und örtlich war er genau orientiert, gab aber nur widerwillig Auskunft. Er wisse nicht, warum er eingeliefert worden sei. Den Aufforderungen des Pflegers folgte er willig, er bekam ein Reinigungsbad. Am nächsten Tag ist zunächst eine eingehende körperliche Untersuchung vermerkt, dabei auch: Der linke Hoden hat die Größe einer mittleren Kartoffel, er ist jedoch nicht druckschmerzhafter als der Norm entsprechend. Im übrigen findet sich körperlich nichts Auffallendes. Zur eigenen Anamnese gab er an, seine Eltern seien tot. Die Mutter im Weltkrieg an Kummer gestorben, der Vater 1944. Geisteskrankheiten seien in der Familie nicht vorgekommen. Er hatte 8 Geschwister. Derzeit lebten außer ihm noch 7. 2 Brüder seien in Philadelphia. Verbindung zu diesen habe er nicht mehr. Er sei in Württemberg geboren. Als Kind habe er die Roten Flecken gehabt, sonst sei er nicht krank gewesen. In der Schule, die er 7 oder 8 Jahre besucht habe, sei er nie sitzengeblieben. Von dem Tag der Schulentlassung an habe er in der kleinen Landwirtschaft seiner Eltern gearbeitet. Von 1913 ab sei er Soldat gewesen, den Weltkrieg habe er bis zuletzt mitgemacht. Einmal habe er in der Zeit Beschwerden gehabt, d. h. 3 Tage lang keinen Stuhlgang, dann sei alles wieder gut gewesen. Im Jahre 1932 habe er einen Unfall erlitten. Er habe sich dabei ein Bein verletzt. Seit dem Jahre 1934, also seit 19 Jahren, arbeite er bei derselben Industriefirma in Hessen als Hilfsarbeiter in verschiedenen Abteilungen.

Der Patient lag im Bett und führte flüsternde Selbstgespräche. Als der Arzt ihn anspricht, sagt er: „Seien Sie mal ganz still, ich will Sie mal über mich mit R. verbinden." Auf die Frage, ob er denn dazu in der Lage sei: „Ja!" Geheimnisvoll fährt er weiter fort: „Das muß genehmigt werden von der allerhöchsten Majestät und nicht von R." Daraufhin beginnt er mit dem Körper im Bett auf und nieder zu wippen. Auf nochmalige Fragen nach dem Grund gibt er keine Antwort. Leise spricht er vor sich hin. Zunächst ist er wieder nicht zu verstehen, nach einiger Zeit wendet er sich dem Arzt zu und sagt: „Ich habe jetzt Verbindung und ich schalte nun auf Sie." Weiterhin sagt er, eine Stimme höre er nicht, es sei ein Gefühl, es sei Kurzwelle oder so was. Im weiteren Gespräch sagt er, Herr Strindberg habe gesagt, er sei ein gescheiter Mensch. Leise vor sich hin sagt er: „Herr August Strindberg, Stockholm, Upsala, komme." Dabei nahm seine Stimme einen beschwörenden Ausdruck an. Auf eine entsprechende Frage sagte er, daß er nicht verfolgt werde, alle Menschen seien seine Freunde, die ihn nicht angriffen und beleidigten. Alle paar Minuten sagte er: „Hab's gesagt, nehm's zurück."

Weiter ist vermerkt, der Kranke zeige einen inadaequaten Affekt. In seiner Stimmungslage sei er schwankend, bald lache er läppisch vor sich hin, dann wieder beginne er ganz unmotiviert zu jammern, obwohl gar kein Grund dazu vorhanden ist. Er sei schlecht zu fixieren, rede einfach an den meisten Fragen vorbei. Die Selbstgespräche führe er auch in der Nacht. Er neige zu verschrobenen Handlungen. Wenn er aufgefordert werde, z. B. sich auf den Rücken zu legen, lege er sich prompt auf den Bauch.

Im nächsten Eintrag über den Patienten, 4 Tage nach der Aufnahme, heißt es: Der Patient ist ohne Konnex mit anderen Patienten in seinem Bett. An seinen Wahnideen hält er immer noch fest. Nach weiteren 5 Tagen ist vermerkt, er verhalte sich ruhig, er liege im Bett und grinse vor sich hin. Am nächsten Tag ist ein pathologischer Urinbefund vermerkt. Der Urin enthält Eiweiß, reichlich Leukozyten, massenhaft Bakterien, vereinzelt auch Erythrozyten und Epithelien.

Am 26. Oktober — 14 Tage nach der Aufnahme — ist vermerkt, daß er zugänglicher sei. Er gebe auf alle Fragen prompte Antwort. Von seinen Verbindungen mit Strindberg distanziere er sich. Das sei nun vorbei. Vorher habe er aber bestimmt mit Strindberg in Verbindung gestanden, das wisse er ganz sicher. Er fragt den Arzt, ob auch er die Schriften von Strindberg gelesen habe. Am 29. Oktober ist vermerkt, daß bezüglich der Diagnose mit großer Sicherheit nach dem bisherigen Zustandsbild eine Schizophrenie anzunehmen sei. Leider sei bisher nicht zu eruieren, ob der nunmehr 56jährige Patient auch früher schon Anstaltsinsasse war. Er stamme aus Ostpreußen (der Patient hatte angegeben, daß er aus Württemberg stammt). Wahrscheinlich bestehe schon Jahre lang bzw. Jahrzehnte lang ein schleichend verlaufender schizophrener Prozeß, der jetzt im Rückbildungsalter noch einmal akut zum Ausbruch kam. Die merkliche Persönlichkeitsversteifung, affektive Nivellierung, das Auftreten der Halluzinationen und Wahnideen, seine Neigung zu verschrobenen Handlungen, die mangelnde Fixierbarkeit und andere „oben niedergelegte Ausfälle" seien zu typisch, um an der genannten Diagnose vorbeigehen zu können, trotz der späten Manifestierung des Prozesses.

Am 24. November 1948 wurde der Patient fotografiert. Das paßte ihm gar nicht. Er glaubte, das Bild solle in einem Steckbrief erscheinen, was er verhindern wollte. Als er auf dem Gang auf das Fotografieren warten mußte und der Arzt vorbeikam, verlangte er erregt eine Aussprache. Er könne gar nicht verstehen, daß man ihn hier festhalte. Er sei unschuldig, wolle wieder nach Haus. Er werde den Arzt zu gegebener Zeit haftbar machen. Der Oberarzt nehme ihn, wie er bemerke, gar nicht ernst. Das sei sehr betrüblich. Er verlange, daß man ihm einen Fachmann für okkulte Wissenschaften hierherbringe, mit dem er sich aussprechen könne. Auch ein Arzt, der davon etwas verstehe, sei ihm recht. Der Patient war so erregt, daß er auf dem Gang zitternd hin und her lief. Als der Arzt die Unterhaltung beenden wollte, hielt er ihn fest.

Bei der Krankengeschichte des Krankenhauses in X. findet sich ein „Kommentar zu meiner Einlieferung in das Irrenhaus X.", den Messer Anfang Dezember 1948 selbst verfaßt hat. Er hat folgenden Wortlaut:

„Am 11. Oktober 1948 bin ich hier eingeliefert worden. Sind heute 51 Tage. Ich muß vorausschicken, ich habe schon mehr als 20 Jahre Verbindung mit Jenseitigen, was aber bis zum 11. Oktober mein Geheimnis blieb. Es wird mir daher mehr als schwer, dieses zu beweisen. Nur die Literatur wird mir helfen können. Wo teilnehmend gute Geister hinführen, höchster Meister, zu dem, der alles schafft und schuf — ich glaube, es war Calderon, der dieses gesungen hat. Ein anderer sagt: Höchste Meister, wie es auf Erden keine gibt. — Die Verbindung äußerte sich in Klopf und Klang. Diese sind im Laufe der Jahre zu einer Sprache geworden, die durch Klangverschiedenheit und Tonstärke mir lesbar wurde. Diese Sprache zeigte den Charakter einer Schulung oder besser einer Führung zu Wesentlichem hin, immer zum Bedeutungsvollsten. Zum Beispiel, ich bedenke etwas und es ist unwichtig — so meldet sich ein Ton ‚es ist unwichtig'. Oder ich lese die Zeitung, da kommt derselbe Ton bei für mich Unbedeutendem. Da kommt dann öfter der Gedanke, wo bleibt da der freie Wille. Aber so oft ich dieses denke, kommt ein Ton gleich einer Verwarnung, was das bedeutet, werden sich die allerwenigsten im Augenblick klar sein. Nämlich eine hundertprozentige Bestätigung, daß es Wesen gibt, die einem anderen Daseinssystem angehören. Das Entstehen dieser Töne ist mir bis heute unerklärlich, besonders weil bei mir nicht die geringsten Veränderungen vor sich gehen. Ich habe auch nicht den geringsten Einfluß auf das Entstehen, sie sind da, wenn sie wollen, in 14 Tagen einmal oder in der Minute einige Male. Sie setzen eine Intelligenz voraus, und diese kann sich stofflich äußern. Diese Intelligenz weiß um mein Denken bis in die Einzelheiten. Wissen verpflichtet. Ich habe nie Rückschläge erlitten in diesen 20 Jahren. Daher ist mir die jetzt kommende Katastrophe zunächst unerklärlich. In Büchern erzählten Wissende, der Schüler könne einmal den Namen seines Führers erfahren, er hätte jedoch nie ein Recht, dieses zu fordern. Daß diese Führer, die um das Höchste wissen, auf unserer Erde keine Massen- und Herdenmenschen waren, ist für mich klar. So wird auch das ‚Laster', ‚Strindberg-Verbindung', um einiges gemildert, und wenn er es tatsächlich war, der mit den bösesten Streich gespielt hat, der mir je passierte, so ist er mir nachher noch gerade so lieb. Es ist andererseits gesagt, daß dieses Wissen gefahrvoll errungen wird, weil man nie weiß, wer führt, jedoch gäbe die Erfahrung Sicherheit und ein gewisses Heimatrecht da drüben. ‚Aber um das alte Wahre auffassen zu können oder zu dürfen, das bedarf der Betreffende'. Das Denken war bei mir immer ein einmaliger Vorgang. Zum Beispiel diesen Satz denken und auszusprechen, ist ein Zugleich und Jetzt. Jetzt kommt das andere, das Neue. Es war da, sozusagen ohne es gedacht zu haben, ohne Anstrengung. Ähnlich, als ob jemand für mich vorgedacht hätte. Plato und Sokrates sagen, das Denken sei ein Wiedererinnern an Vorzeitliches. Was ist Inspiration? Swedenborg sagt, das Denken sei ein Einsagen oder Eingeben durch Engel. Ohne diese könnte ein Mensch nicht leben. Swedenborg schreibt auch von Versuchungen, von welchen die vielen verschont bleiben, weil sie ohne weiteres daran zerbrechen würden. Höchst sonderbar war, daß Wörter und Sätze vorkamen, die mir ganz fremd, z. T. widerwärtig waren. Darunter meldete sich auch Strindberg als mein Führer. Goethe sei die 20 Jahre mein Führer gewesen. Ich betone, daß ich in diesen vielen Jahren mir nie angemaßt hatte, dieses zu wissen; ein neuer Führer hatte den Titel Herr August Strindberg, Schweden/Stockholm, Upsala, Oslo, Kopenhagen/Dänemark. *Man sieht: reiner Unsinn.* (Vom Ref. hervorgehoben).

Man weiß, daß plötzliche Ereignisse, besonders ungünstige, oft keinen klaren Überblick zulassen. Die jahrelange Sicherheit ist mir durch den Eindruck dieses plötzlich Neuen, jede Logik und jedes Unterscheidungsvermögen verlorengegangen. Dabei kann natürlich nichts Gescheites mehr herauskommen. Ich lachte, wie ich in meinem Leben nie gelacht hatte, ich mußte, ich fühlte Umdrehungen gleich einer Schnecke in einer Fleischmaschine in meinem Körper, oben, was dieses Leiden verursacht, dem ich nicht widerstehen konnte. Ich warf zwei meiner Schüsseln mit Wasser auf Ansagen Strindbergs gegen die Küchentür, ging in das Klosett und ließ den Wasserhahn laufen, zum Glück in den Gußstein. Ich mußte in den Treppenflur hinunter des Nachts und sollte durch die Stadt rennen, was mir unten erlassen wurde. Ich bewirtete drei Frauen, kurz ehe sie mich riefen. Am gleichen Tage mit dem größten Teller Äpfel, meine Hauswirtin mit einem Pfund Margarine, und sie fanden mich nicht verrückt, sonst hätten sie es gewiß nicht angenommen. Die Polizei war da und sagte, sie finde mich normal. Und ging wieder fort. Ich ging am Morgen des 11. Oktober 1948 auf die Arbeit, habe auf August Strindberg meine Zeitkarte gestochen, steckte Schieblehre und Zange ein, welche der Termin sind, überreichte meinen Papierstreifen und verabschiedete mich mit Händedruck und ging unentschuldigt nach Hause. Später kam der Werksarzt. Er hat sich nicht etwa nach meinem Befinden erkundigt, sondern er sagte, ich solle zum Betriebsleiter kommen, was ich ablehnte. Am Nachmittag war der Arzt wieder dabei, als ich von der Feuerwehr fortgezerrt wurde."

Über diesen hochinteressanten Bericht, in dem eigentümliche, abnormale Erlebnisse Niederschlag gefunden haben, aber auch Einsicht in das Abnorme und Kritik, findet sich in der Krankengeschichte keinerlei Vermerk. Insbesondere findet sich kein Hinweis darauf, daß dieser interessante Bericht zum Gegenstand des Gespräches mit Messer gemacht wurde.

Der nächste Eintrag stammt vom 15. März 1949: Der Patient sei autistisch stuporös, stecke voller wahnhafter Ideen, habe sich von der Umwelt völlig abgekapselt. Keine Spontaneität. Weiterhin ist vermerkt, daß Messer ausgesprochen gereizt sei, daß er oft laut vor sich hin schimpfe, er beschimpfe auch die Ärzte, sie seien Unmenschen, sie wollten ihn langsam zugrunde richten. Er ist der Meinung, die Pfleger hätten Anweisung, ihn zu verlachen. Im übrigen ist er im allgemeinen ruhig, liest still im Bett seine Zeitung.

Am 15. August 1949 wurde eine Elektroschock-Kur begonnen, die zunächst wenig Erfolg hatte. Der Patient beschimpfte weiterhin in außerordentlich erregter Weise die Ärzte und äußerte Verfolgungsideen. Bis zum 25. November hat der Patient insgesamt 15 Elektroschocks bekommen. Er sei jetzt zugänglicher geworden und konnte auf eine ruhigere Station verlegt werden. Im März 1950 ist vermerkt: Seit einigen Wochen ist der Patient wieder außerordentlich gereizt. Er fühlt sich beeinträchtigt, verfolgt und betrogen, hintergegangen. Er beschimpft vor allem die Ärzte als Lumpen, Verbrecher, Nichtstuer und Faulenzer. Halluzinatorische Erlebnisse seien nicht mit Sicherheit nachzuweisen, auch keine eigentlichen Denkstörungen. Der Inhalt seiner Gedankengänge sei aber zweifellos verschroben. Weiter wird von einer negativistischen Einstellung berichtet. Zeitweilig weigerte er sich, sich rasieren zu lassen, lag im Bett, zog die Decke über den Kopf, beantwortete an ihn gerichtete Fragen abweisend. Auch mit anderen Kranken hatte er keinen Kontakt. Im Oktober 1951 ist vermerkt, daß der Versuch einer Exploration scheiterte. Der Patient war gereizt und negativistisch. Bei jeder Visite beginnt er mit einer Schimpfkanonade gegen die Ärzte. Auf der Station dagegen verhält er sich ruhig, kontaktlos und beschimpft mit lautem Geschrei jeden, der ihm gerade in den Weg kommt. Das Zustandsbild sei weiterhin einförmig. Bei Erscheinen der Ärzte geriet er jedesmal in einen unstillbaren wütenden Affekt, schrie mit lauter Stimme, die Hände in den

Hosentaschen haltend, hinter den Ärzten her: „Meuchelmörder, Hunde, Nazischweine“ u. dgl.

Bei einem Termin des Amtsgerichts gab er zunächst einigermaßen beherrscht seine Personalien an. Dann geriet er im weiteren Verlauf der Unterhaltung immer mehr in Erregung. Auf jeden Fall wolle er nach Hause, jedenfalls zu seinem Bruder. Er sei überall herzlich willkommen. Er werde sicher bald wieder Arbeit finden. Gegen Ende der Unterredung steigerte er sich in eine lebhafte, sprachmotorische Erregung. Er begann die Ärzte der vollkommenen Unfähigkeit und Unmenschlichkeit anzuklagen, er wolle die Sache beim Gericht anzeigen. Es geschähen hier unglaubliche Dinge. Vor allem habe man ihn grundlos schon jahrelang eingesperrt. Wenn er wieder in die Freiheit käme, wolle er sich zum Beweis seiner geistigen Normalität entweder in der psychiatrischen Klinik in H. oder in F. auf seinen Geisteszustand untersuchen lassen. Nur unter sanfter Gewalt ließ er sich auf die Abteilung zurückbringen.

Am 14. März 1953 heißt es in einem Bericht an den zuständigen Landrat: Messer leide an einer Schizophrenie. Er sei sehr unruhig, sehr erregt und leicht reizbar. Er habe keinerlei Kontakt zu seiner Umgebung, er beschimpfe in der übelsten Form jeden, der ihm in den Weg komme. Er sei negativistisch und zeige geringe Spontaneität. Im Falle einer Entlassung würde der Kranke in seiner Unselbständigkeit sehr schnell verwahrlosen und sich dauernd selbst gefährden. Unter dem Einfluß seiner Wahnideen und stetigen Gereiztheit neigte er darüber hinaus zu Gewalttätigkeiten und gefährde damit in erheblichem Maße die öffentliche Sicherheit.

Mit seinem Beschluß vom 17. April 1953 hat das Amtsgericht einem Antrag Messers, von einem Sachverständigen der Universitätsklinik Frankfurt a. M. als Arzt seines Vertrauens angehört zu werden, stattgegeben. Dazu ist zu bemerken, daß in damaliger Zeit, weil Teile der Frankfurter Nervenklinik zerstört waren, eine Ausweichstelle der Nervenklinik in Gebäudeteilen des psychiatrischen Krankenhauses in X. untergebracht waren. Als die in der dortigen Ausweichstelle damals tätige Ärztin sich das erste Mal mit Messer unterhält, betont er, daß er eine Untersuchung in einer Universitätsnervenklinik wünsche. Er ist zunächst mißtrauisch, weil er nicht glaubt, daß die Ärztin seinetwegen aus Frankfurt gekommen sei. Als ihm der Zusammenhang erklärt wird, nimmt er ganz bereitwillig Platz und gibt ruhig Auskunft. Er verhält sich ganz natürlich. Im ersten Gespräch schon berichtet er in aller Offenheit, daß er seit ungefähr 1922/24 sich für spiritistische Dinge interessiert habe. Er habe auch Strindberg gelesen und Goethes Faust. In jener Zeit schon seien dann zum ersten Mal die Klopfzeichen aufgetreten. Er habe zunächst nicht gewußt, was das bedeuten solle.

Er habe lange Zeit mit niemandem darüber gesprochen, weil er sich klar gewesen sei, daß andere Leute, die so etwas nicht kannten, ihn auch nicht verstehen würden. Eine Katastrophe sei es gewesen, als er im Jahre 1948 die Stimmen dazubekommen habe. Er sei damals 3—4 Tage lang verwirrt gewesen und habe nicht gewußt, was er machen sollte. Es habe geheißen, er solle dies und jenes tun, er habe es auch gemacht, obwohl es ihm selbst sinnlos vorgekommen sei. Er habe alles als eine Art „Lehrzeit" betrachtet, auch die Klopfzeichen, die er über 20 Jahre lang vernommen habe. Irgendwie habe er den Gedanken gehabt, die „Lehrzeit" wäre jetzt abgeschlossen und „es komme jetzt etwas Neues". Er wisse, was es hier in diesem Haus bedeute, wenn man sage, daß man Stimmen höre. Er meine aber, es sei bei ihm doch etwas anderes. Wenn er z. B. daran denke, was andere Patienten sagten, so sei das natürlich meistens Unsinn. Er gebe ja auch zu, daß er damals verwirrt gewesen sei. Es seien aber nur 3—4 Tage gewesen und geholfen habe ihm nur, daß er „alle guten Geister" angerufen habe. Er könne sich an die damalige Zeit ganz gut erinnern. Wie er dazu gekommen sei, damals etwas von einem Grafen von Schweden zu schreiben, wisse er nicht mehr genau.

Dann habe man ihn hierher in die Anstalt gebracht. Gesprochen habe er zunächst nicht, weil er alles noch als „Lehrzeit" angesehen habe. Er habe dann später gesagt, er wolle in eine Universitäts-Nervenklinik. Man habe ihm das dauernd versprochen, aber das sei alles Lüge gewesen. Er ergeht sich dann in einer Menge von Anschuldigungen gegen die Anstalt. Er wird dabei zwar erregt, bringt die Anschuldigungen aber immer noch verhältnismäßig ruhig vor. Unter anderem bringt er auch vor, daß ein Arzt ihn bei der Aufnahme hypnotisiert habe. Er habe ihn nämlich unverwandt angeschaut.

Die Klopfzeichen höre er jetzt immer noch, Stimmen habe er aber, abgesehen von dem damaligen Zustand, nicht mehr gehört. Und er sehe nicht ein, warum man ihn in der Anstalt festhalte. Man habe ihn auch gegen seinen Willen geschockt, habe versucht, ihm das Gehirn und das Gedächtnis wegzuschocken. Aber denken könne er zum Glück noch. Überhaupt argumentiert er im Hinblick auf seine Festhaltung in der Anstalt gar nicht schlecht: er sagt, er verstehe das einfach nicht. Jeder Mörder habe das Recht auf einen Rechtsbeistand. Er habe keinem Menschen etwas getan und werde einfach eingesperrt. Alle seine Gedanken bringt er fast überstürzt vor. Er unterbricht sich manchmal selbst in einem Satz und blickt für Sekunden wie verloren vor sich hin. Er spricht dann aber immer folgerichtig weiter. Auch wenn er vom Thema abgekommen ist, sagt er oft von selbst: „Jetzt sind wir aber abgekommen."

Es ist bemerkenswert, daß in diesem ersten Gespräch mit der Assistentin der Nervenklinik am 28. April 1953 mehr über die inneren Vorgänge des Patienten ans Licht kam, als in den Krankenblattaufzeichnungen aus den ganzen 5 Jahren seiner Unterbringung im psychiatrischen Krankenhaus in X., wenn man absieht von dem eigenen Bericht, den Messer selbst 51 Tage nach seiner Einlieferung als „Kommentar zu meiner Einlieferung in das Irrenhaus" erstattet hat.

Auch bei weiteren Unterhaltungen der Assistenzärztin mit ihm war es immer das gleiche. Er war vielleicht zu Beginn etwas mürrisch, ließ sich aber leicht in ein gutes Gespräch ziehen. Er erzählte dann noch eingehender, daß er sich seit 1922, also seit seinem 30. Lebensjahr, mit spiritistischen Büchern beschäftigt hat und sich in der Folgezeit viele derartige Bücher anschaffte. Es sei nun einmal sein Steckenpferd gewesen, so wie andere Briefmarken sammeln. Er hat sich aber keinem Verein angeschlossen, obwohl man ihn durch den Buchverlag, durch den er seine Bücher bezog, dazu aufgefordert habe. Von seinen Büchern berichtet er mit großem Stolz. Viele seien teuer gewesen. Er habe eben für nichts anderes Geld ausgegeben. Manche Bücher habe er überhaupt noch nicht gelesen, er habe sie für seinen Lebensabend aufheben wollen, in der Hoffnung, daß dieser Lebensabend lebenswert sein werde. Was aus seiner Büchersammlung geworden ist, das wisse er nicht, er wisse überhaupt nicht, ob seine Bücher noch existierten. Er wisse überhaupt nicht, was aus seinen Sachen geworden ist. Von seinen Kleidern habe er, seit er in der Anstalt sei, nichts mehr gesehen. Seit 3 Jahren laufe er in *einem* Rock herum. Obwohl er immer darauf geachtet habe, ihn zu schonen, nie etwas mutwillig kaputt zu machen, sei der Rock nicht sehr schön und man müsse sich schämen, so herum zu laufen. Am meisten habe ihn geärgert, daß man ihm seine Brille nicht gegeben habe. Im Anfang habe er einige Male darum gebeten, dann er habe er nichts mehr gesagt. Er habe in seinem Leben niemals um etwas gebettelt und tue es auch jetzt nicht, bei „diesen da" (er meint die Ärzte) erst recht nicht.

Den Zustand bei der Einlieferung bezeichnet er als Hilflosigkeit. Anstatt das ganze zu untersuchen, habe man ihn liegen lassen, und habe ihn dann noch verhöhnt. Anfangs habe er jeden Pfleger gegrüßt, so wie es sich gehöre. Er habe für jedes Brot Dankeschön gesagt. Das tue er schon lange nicht mehr. Das Furchtbare sei, man sei hier ausgestoßen und ausgeliefert. Am besten komme man hier durch, wenn man „krieche"[3]. Aber das habe er in seinem ganzen Leben nicht fertig gebracht und er habe denen (den Ärzten) die Meinung gesagt. Lächelnd meint er, es sei klar, daß das seine Lage nicht verbessert

[3] s. dazu Kisker und Hemprich: Die Herren der Klinik und die Patienten. Der Nervenarzt, 39. Jahrg., Heft 10.

habe, sondern nur verschlimmert. Als Beispiel erzählt er, auf der Toilette habe lange Zeit ein Handtuch gehangen, in dem sich 50 Patienten die Hände abgeputzt hätten. Als er sich einmal darüber beschwert habe, habe man ihn in ein Dauerbad gesteckt. Er habe hier die Ärzte „Meuchelmörder, Drecksäue und was weiß noch alles zusammengeheißen". Das sei von ihm ja auch nicht ganz richtig gewesen. Aber im Grunde genommen habe er doch Recht gehabt. Und schließlich müsse es ihnen ja einer sagen. Es sei die Hölle hier. Ab und zu habe man ihn aufgefordert zu arbeiten, aber er mache hier keinen Finger krumm.

Aus der Unterhaltung ergibt sich im übrigen, daß der Patient auch jetzt noch viel liest, daß er sich für alles interessiert, was in der Welt vorgeht. Er betrachtet auch offensichtlich mit Freude einen Blumenstrauß, der im Untersuchungszimmer steht und erzählt, daß einzelne Blumen dieser Art auch im Garten stehen. Ein Patient, der früher Gärtner gewesen sei, kenne alle Pflanzen ganz genau, mit diesem habe er sich oft unterhalten. Obwohl der Kranke so sehr auf die Anstalt schimpft, äußert er nie die Absicht, im Falle der Entlassung irgend etwas gegen diese zu unternehmen. Er meint, es müsse wohl eine „hochpolitische Sache" sein, daß man ihn hier festhalte. Sonst könnte man einen Menschen, der nichts getan habe, doch nicht über 4 Jahre lang einsperren.

Der Patient ist in den 4 Jahren nie über den Anstaltsgarten hinausgekommen. Besuch hat er ein einziges Mal von einer Nichte gehabt, die auf einer zufälligen Durchreise da war. Mit ihr habe er 10 min sprechen dürfen. Das Gespräch mit der Ärztin der Nervenklinik sei überhaupt das erste Mal, seitdem er in der Anstalt sei, daß er sich überhaupt zwanglos aussprechen konnte. In der Anstalt werde dauernd das Verhalten beobachtet und alles in ein schwarzes Buch eingetragen. Bestimmt stehe er jeden Tag darin.

Am 20. Mai 1953 vormittags wurde Messer zur Begutachtung in die Frankfurter Nervenklinik gebracht. Der begleitende Pfleger berichtet, der Patient sei schwer zugänglich und ungemein schwer zu behandeln. Er schreie viel und beschimpfe bei der Visite Ärzte und Pfleger. Er müsse völlig alleinstehend sein, denn seit 1948 habe er erst einmal Besuch gehabt, und zwar sei ein junges Mädchen dagewesen, die Tochter von dem Bruder des Patienten.

Der Patient ist dann vom 20. Mai 1953 bis zum 4. August 1953, also 2½ Monate, in der Frankfurter Nervenklinik gewesen. Bei einer ersten Unterhaltung sagte er wieder, er müsse zugeben, daß er im Jahre 1948, als er nach X. gebracht wurde, verwirrt gewesen sei. Er habe Stimmen gehört und auch gemeint, daß er vergiftet werde. Das habe Wochen lang gedauert, aber dann sei er gesund gewesen und zu Unrecht eingesperrt.

Wegen einer Kleinigkeit, er glaubte, er sei beim Kaffeeausteilen ungerecht behandelt worden, kommt es auch in der Frankfurter Klinik rasch zu einem Konflikt: Er gerät in Wut, läuft hin und her, schimpft unflätig, will überhaupt nichts mehr sagen. Er habe zwar mit mir gesprochen, aber er sehe, daß man ihn getäuscht habe. Man habe ihn hierher gebracht, um ihn zu vernichten. Er läuft von dem Gesprächspartner weg, dreht sich nur gelegentlich um, ruft irgendein Schimpfwort. Als ich am ersten Vormittag ihn im Garten aufsuche, wird er sofort erregt, beschimpft mich, er habe sich in mir getäuscht, bringt seine Klagen über angebliche Zurücksetzungen beim Nachmittagskaffee vor — er steht auf, läuft hin und her, schimpft in kräftigen Ausdrücken, alle Anreden beantwortet er mit Schimpfkanonaden. Auch andere Patienten, die sich einmischen und versuchen, ihn zur Ruhe zu bringen, haben damit keinen Erfolg.

Ich schrieb an Messer nach diesem Vorfall einen Brief. In der Überzeugung, daß es bei Messer einfach zu einem Rückfall in ein Verhalten gekommen war, das sich bei ihm in der — man kann es nicht anders sagen — verständnislosen Umgebung der Anstalt zu einer Gewohnheit entwickelt hatte, schrieb ich ihm: „Sehr geehrter Herr Messer, Sie tun mir wirklich Unrecht, wenn Sie glauben, daß ich Ihnen übel wollte. Es tut mir leid, wenn in den paar Stunden, die Sie hier sind, Fehler gemacht wurden, über die Sie sich geärgert und aufgeregt haben. Ich möchte Sie aber doch sehr bitten, jetzt in Ihrem Ärger nicht jede Unterhaltung mit mir abzubrechen und aufzugeben. Ich möchte im Augenblick gar nichts von Ihnen wissen, sondern möchte Sie nur bitten, anzuhören, was ich Ihnen zu sagen habe: Wir haben in X. verabredet, daß Sie zuerst einmal aus der Anstalt heraus sollen, wo Sie sich so ungern aufhielten, und wo Sie glauben, daß man Sie ungerecht eingesperrt und ungerecht und schlecht behandelt hat. Sie haben mir gesagt, daß Sie damit einverstanden sind, erst einmal hier in die Klinik zu kommen. Deshalb habe ich beim Gericht beantragt, daß Sie zu uns verlegt werden. Wenn Sie jetzt anfangen, mich, der ich versuche, Ihnen zu helfen, aufs heftigste zu beschimpfen, dann bedaure ich das, denn ich fühle mich unschuldig und habe mich genau an unsere Verabredung gehalten. Man wird Ihnen den Vorwurf machen, daß Sie ohne rechten Grund sich mit niemandem vertragen und sich mit Ihrer Umgebung streiten und verfeinden. Lesen Sie bitte diesen Brief in Ruhe und schreiben Sie mir, was ich für Sie tun kann. Ich bin auch gern jeden Tag zu einer Besprechung bereit, wenn ich in Frankfurt bin. Wenn Sie Ihre Klagen mit der Ärztin besprechen wollen, die

Sie schon kennen, will ich gern veranlassen, daß sie Sie aufsucht. Mit freundlichem Gruß Ihr ..."

Als der Brief später von einem Oberarzt überbracht wird, sitzt Messer abseits von den anderen im Garten. Ein Patient hat sich zu ihm gesellt und redet auf ihn ein, macht ihm offenbar Vorhaltungen wegen seines Verhaltens. Messer macht jedenfalls ein betroffenes Gesicht. Den Brief nimmt er ruhig entgegen, fast etwas verlegen. Später verlangt er von dem Pfleger Papier und ein Tintenblei und schreibt dann an mich den folgenden Brief: „Sehr geehrter Professor Zutt! Vor einer Stunde erhielt ich durch Ärzte Ihren Brief ausgehändigt. Meinen freundlichen Dank dafür. Einer dieser beiden Ärzte meinte, Professor Zutt glaubt wirklich, daß ich zu Unrecht in X. gewesen sei. Soweit ich Ihnen Unrecht getan habe, Herr Professor, will ich mich gerne freundlichst und höflichst entschuldigen, und ich nehme es zurück und es tut mit leid. Es muß aber gesagt werden, daß ich auf das Ungerechteste herausgefordert worden bin von dem Pfleger." — Es kommen dann Einzelheiten, über die er sich beklagt: Er habe den Eindruck gehabt, daß „die Foltermethoden wie in X. hier in alter Schärfe wieder angewandt und fortgesetzt werden sollten". „So kam es zu der heutigen Katastrophe." Weiter heißt es: „Ihnen zu schreiben, was Sie für mich tun können, Herr Professor, das wird so gut wie zwecklos sein, denn ich bin seit 1683 Tagen auf Gedeih und Verderb anderen ausgeliefert."

Bei einem Gespräch am Nachmittag ist der Patient dann ganz ruhig. Ich vereinbare mit ihm, daß man seinen Bruder benachrichtigen will, daß man nach dem Verbleib seiner Sachen (seiner Bibliothek von mehreren hundert Bänden, nach Anzügen und mehreren Koffern) forscht. Er erklärt sich damit einverstanden. Er ist weiterhin ruhig und freundlich. Man kann sich gut mit ihm unterhalten. Er wird auch nicht mehr zornig. Selten unterhält er sich mit Mitpatienten, meistens sitzt er allein in Gedanken versunken auf seinem Stuhl oder er geht im Garten auf und ab. Aufgefordert, etwas zu lesen, meint er, das strenge seine Augen so an, er sei auch durch die Zeit in der Anstalt so stumpfsinnig geworden und sei das Lesen gar nicht mehr gewöhnt. Aus der Stationsbücherei sagt ihm nichts zu. Er interessiere sich halt für besondere Bücher, die kaum wohl sonst verlangt würden. Zu irgendeiner Arbeit erklärt er sich außerstande. Inzwischen hat die Fürsorgerin der Klinik erfahren, daß das Zimmer, das er seinerzeit bewohnte, natürlich längst weiter vermietet ist. Seine Sachen wurden lange Zeit von der Stadt verwahrt, und schließlich sind sie an seinen Bruder nach Württemberg geschickt worden. Messer ist jetzt ganz ruhig und freundlich. Er liest meistens in einem Buch, einer Swedenborg-Biographie (von Ernst Benz), das ich ihm geliehen hatte.

Er unterhält sich auch gern über dieses Buch und zeigt einige Stellen, die er durch eingelegte Zettel markiert hat. Man kann an diesen Stellen z. B. lesen, daß der psychiatrische Standpunkt zu den Visionen nicht richtig sei, und daß es sicher Visionen bei geistig Gesunden gäbe wie z. B. Paulus' Erlebnis vor Damaskus, das Luthersche Turmerlebnis. Messer kommentiert dazu, daß es eben auch Erlebnisse gäbe, welche die Psychiater nicht verstehen könnten.

Von einem Arzt aufgefordert, mit ihm doch einen Spaziergang in die Stadt zu machen, vielleicht in einer Buchhandlung zu sehen, ob er dort etwas finde, was ihn interessiert, lehnt er mit allerhand Ausreden ab. Schließlich stellt sich heraus, daß er sich geniert, weil sein Anzug zu fadenscheinig und sein Hemd zu schlecht sei. Über künftige Pläne befragt, sagt er: „Ich bin doch ausgestoßen, bin verachtet bis zu diesem Augenblick. Es ist hier ja doch das gleiche System wie in X. Man wird jeden Augenblick bespitzelt und beobachtet von den Pflegern." Auf Zuspruch beruhigt er sich, meint schließlich, er sähe ein, daß im Krankenhaus die Pfleger ihre Beobachtungen den Ärzten mitteilen müßten. Eines Tages, am 6. Juni, sprudelt er heraus, er habe an den Staat eine große Schadenersatzforderung: 1700 Tage sei er in X. festgehalten worden. Es sei nicht mehr als recht und billig, wenn man ihm den entgangenen Arbeitsverdienst ersetzen würde. Er habe bei seiner Firma 1,17 DM pro Stunde verdient. Wenn ihm ausbezahlt würde, was er zu beanspruchen habe, so brauche er nicht mehr zu arbeiten. Aber man könne nie wiedergutmachen, was er in der Anstalt gelitten habe. Die Behandlung sei unmenschlich gewesen. Er habe oft nichts essen können, weil er gesehen habe, daß Pfleger von der Toilette kommend, ohne sich die Hände zu waschen, das Essen ausgegeben hätten. Er erzählt auch, daß er gelegentlich Brechspritzen bekommen habe (Apomorphin?). Man habe die Wahrheit nicht vertragen können. Diese Spritzen hätten alles lahmgelegt. Er habe einen furchtbaren Brechreiz bekommen, ohne erbrechen zu können. Am Ende dieser Unterredung berichtete er dann beinahe wieder heiter, daß er das Buch über Swedenborg von Benz mit großem Interesse bereits gelesen habe. Es sei ein Buch, das man unbedingt gelesen haben müsse.

Auf unsere Veranlassung kommt am 17. Juni, also 3 Wochen nach der Aufnahme, der Pfleger und Bruder Karl Messer zu Besuch und gibt uns das folgende an: Der Patient sei der älteste der Geschwister. Er sei schon immer ein bißchen eigensinnig gewesen, hatte eben seinen eigenen Kopf. Er habe aber alles normal mitgemacht und sich mit seinen Geschwistern gut vertragen. In der Schule sei er sehr gut gewesen, immer einer der Ersten. Nach der Schulentlassung half er in der elterlichen Landwirtschaft, er ging auch schon einmal in Gesellschaft, ging auch zum Tanz, war aber in seinen Beziehungen zu Frauen sehr zurückhaltend. Es habe sich eigentlich nie dafür interessiert. Mit 17 Jahren ging er dann für 3 Jahre in die Fremde, wo er auch bei Bauern arbeitete. Mit 20 Jahren wurde er Soldat und mußte anschließend in den Krieg. Im Jahre 1920 sei er von zu Hause fortgegangen, weil er sich mit der Schwester nicht vertrug. Diese habe nach dem Tod der Mutter die Haushaltführung übernommen und der Vater gab ihr in allem Recht. Das behagte den Geschwistern nicht. Der Patient sei deshalb fortgegangen und nur noch besuchsweise nach Haus gekommen. Er ging dann nach Hessen und habe seit 1927 in der gleichen Firma gearbeitet. Man hörte wenig von ihm, er schrieb gelegentlich. Die Briefe waren sachlich und unauffällig. Man erfuhr dann aber doch, daß er ein Sonderling war, der manchmal nicht leicht verständlich war. Er fing an, sich mit Büchern zu beschäftigen, die, wie der Bruder meint, ein einfacher Mann nicht versteht und die sogar studierte Leute nicht verstehen. 1928 lehnte er auf die Frage des Vaters, ob er den Hof übernehmen wolle, diese Übernahme ab. Etwa seit 1934 habe man kaum mehr etwas von ihm gehört. Im Zusammenhang mit einer Nachlaßverteilung habe er einmal einen Brief geschrieben, der komisch war. Der Referent dachte, daß seinem Bruder das viele Bücherlesen zu Kopf gestiegen war. Am 10. Oktober 1951 habe er ein Schriftstück bekommen, in dem er zum Pfleger für seinen Bruder bestellt wurde. Eine besondere Erklärung habe das Schriftstück nicht enthalten. Im Jahre 1952 seien ihm die Sachen des Bruders ins Haus geschickt worden, „10 Zentner Zeug, davon 5 Zentner Bücher“.

Der Bruder hat den Eindruck, daß der Patient sich im Laufe der Jahre verändert habe, er sei alt geworden und habe eine schwache und heisere Stimme bekommen, auch habe er manches Komische geredet. Böse geworden sei er nicht, er habe ihm auch keine Vorwürfe gemacht. Das Gespräch sei in der besten Harmonie verlaufen. Der Bruder ist gern bereit, den Patienten nach seiner Entlassung für ein paar Wochen bei sich aufzunehmen, dann könne er u. U. zu einer seiner Schwestern gehen. Er besitze noch etwa 2000,— DM auf der Sparkasse.

Während des weiteren Aufenthaltes in der Klinik macht der Patient gar keine Schwierigkeiten mehr. Er ist stets freundlich, sitzt zumeist in einer Ecke und liest die Zeitungen, er geht im Garten auf und ab. Irgendeine mißtrauische oder zornige Einstellung trat nicht mehr in Erscheinung, wenn man ihn nicht direkt auf die wunden Punkte, z. B. seine Entschädigung, ansprach.

Die Fürsorgerin, die sich um seine Angelegenheiten kümmerte, sorgte dafür, daß ein vom Bruder mitgebrachter dunkler Anzug für ihn zurecht gemacht wurde. Darüber freute er sich sehr. Er ging dann auch mit der Fürsorgerin zum Versorgungsamt wegen seiner Invalidenrente. Die Fürsorgerin berichtet, daß er auf dem Weg sehr munter gewesen sei. In der Stadt habe er einen Bekannten aus der Anstalt X. getroffen. Beide hätten von Herzen auf die Anstalt geschimpft. Es kommt dann zu einem Anflug von Mißtrauen, ob die Angelegenheit mit seiner Invalidenrente klappen werde. Er beruhigte sich aber und freute sich, als er merkte, daß die Sache in Ordnung kam. Auf dem Rückweg wäre er am liebsten zu Fuß gegangen, damit der Ausflug nicht so schnell wieder zu Ende sei. Er bedankte sich vielmals und sehr herzlich bei der Fürsorgerin.

Bis zu seiner Entlassung verhielt sich Messer weiter auf der Abteilung ruhig und geordnet. Er konnte am 4. August 1953 in seine Heimat entlassen werden, zunächst im Sinne des Freiheitsentziehungsgesetzes beurlaubt. Bald, nachdem er sich im Urlaub bewährt hatte, wurde er entlassen.

Am 14. März 1953 — also kurz vor der Verlegung nach Frankfurt a. M. — hatte Dr. F. vom psychiatrischen Krankenhaus in X. an den Landrat des Landkreises noch folgendermaßen berichtet: „Der oben Genannte ist am 11. Oktober 1948 mit ärztlichem Zeugnis des Werksarztes in Begleitung eines Polizeibeamten und mehrerer Sanitäter in die hiesige Anstalt verbracht worden. Er leidet an einer Schizophrenie. Unter dem Eindruck erheblicher Beeinträchtigungsideen verhält sich der Patient sehr unruhig, ist sehr erregt und leicht reizbar. Er hat keinerlei Kontakt mit seiner Umgebung, beschimpft in den übelsten Formen jeden, der ihm in den Weg kommt. Er ist negativistisch und zeigt geringe Spontaneität. Im Falle einer Entlassung würde der Kranke in seiner Unselbständigkeit sehr schnell verwahrlosen und sich dauernd selbst gefährden. Unter dem Einfluß seiner Wahnideen und stetigen Gereiztheit neigt er darüber hinaus zu Gewalttätigkeiten und gefährdet damit in erheblichem Maße die öffentliche Sicherheit."

Im Unterschied dazu hieß es in der Zusammenfassung unseres Gutachtens vom 25. Juni 1953 (also desselben Jahres) folgendermaßen:

„Nach allem, was wir über das Leben Messers in Erfahrung bringen konnten, handelt es sich um einen intelligenten Sonderling, der aber bis zum Jahre 1948 ohne auffällige Konflikte durchs Leben gekommen ist. Es scheint nicht leicht gewesen zu sein, mit ihm auszukommen, denn mit seinen Geschwistern hat es Schwierigkeiten gegeben und in R. lebte er sehr zurückgezogen und wurde von den anderen auch dort für einen Sonderling gehalten. Sein besonderes Interesse galt sog. okkulten Dingen. Er erlebte, wie er angibt, ungefähr seit 1928 Klopfzeichen, durch die er mit jenseitigen Wesen in Kontakt gekommen zu sein glaubte. Neben dieser Beschäftigung mit den sich in

Klopfzeichen konkretisierenden Mitteilungen jenseitiger Menschen befaßte er sich auch mit entsprechender Literatur. Nach Mitteilung seines Bruders verfügt er über eine Bibliothek von mehreren Zentnern, lauter Bücher, von denen sein Bruder meint, daß sie nur ein studierter Mensch lesen könne. Ganz offensichtlich im Zusammenhang mit dieser Neigung zur Beschäftigung mit okkulten Dingen kam es im Jahre 1948 zu einer akuten psychotischen Episode. Er wurde für seine Umgebung grob auffällig und im Zusammenhang damit nach X. gebracht. Wie aus dem in der dortigen Krankengeschichte enthaltenen selbstverfaßten ‚Kommentar' hervorgeht, hat er schon im Dezember 1948 eine gewisse Einsicht in das Ungewöhnliche jener Erlebnisse bekommen — so, wenn er schreibt, daß ihm beim Einbruch des Neuen höchst sonderbar vorgekommen wäre, daß er Wörter und ganze Sätze gehört habe, die ihm z. T. fremd, z. T. sogar widerwärtig gewesen seien. Nach Abklingen dieser damaligen akuten psychotischen Episode, die zweifellos diagnostisch den Fall in die Gruppe der Schizophrenien einordnet, scheint sich das abnorme Erleben wieder auf das Hören von Klopfzeichen und den dadurch ermöglichten Kontakt mit nicht mehr Lebenden beschränkt zu haben. Außerdem entwickelte sich bei ihm eine querulatorische Einstellung. Hieraus kam es dann zu dem dauernden Schimpfen auf die Ärzte der Anstalt, mit denen er auch allmählich jeden vernünftigen Kontakt verlor.

Das Ergebnis der klinischen Beobachtungen in unserer Klinik ist es, daß zweifellos bei Messer auch heute noch die Neigung zum Mißtrauen und zu Mißdeutungen seiner Umgebung besteht. So, wenn er glaubt, daß ihm absichtlich der Kaffee zu spät gegeben worden sei, daß ihm eine zu geringe Portion beim Essen oder zu selten ein frisches Hemd gegeben worden sei, nur um ihn zu reizen und zu quälen. Es kam auch hier in den ersten Tagen zu schweren Schimpfausbrüchen und zu echter zornmütiger Erregung. Es gelang aber auch wieder, nachdem ihm brieflich auseinandergesetzt worden war, wie grundlos seine mißtrauische Enstellung sei, ihn zu einer gewissen Einsicht zu bringen und sogar zu einem spontanen Brief, in dem er sich bei den behandelnden Ärzten entschuldigte. Im späteren Verlauf der Beobachtung flackerte zwar gelegentlich das Mißtrauen wieder auf, ließ sich aber durch die Zeichen der Hilfsbereitschaft von seiten der Ärzte, z. B. durch den von uns angeregten Besuch seines Bruders, doch auch wieder recht günstig und freundlich stimmen. Nach dem Besuch des Bruders kam er z. B. spontan, um sich dafür zu bedanken, daß man diesem die Möglichkeit gegeben hatte, in der Klinik zu übernachten.

Die Verarbeitung des Erlebnisses der letzten Jahre grenzt z. T. ans wahnhaft Paranoische. So wenn er über die Zustände in den Anstalten spricht und der Meinung ist, daß ihm als Entschädigung für die jahrelange unberechtigte Internierung hohe Summen ausbezahlt werden würden, von denen er in Zukunft zu leben gedenkt. Hält man ihm aber entgegen, daß das von einem Prozeß abhänge und daß ein Prozeß immer eine ungewisse Sache sei, und selbst wenn er den Prozeß gewinne, frühestens in Jahren etwas für ihn herauskomme, daß es also wohl klüger sei, diesen Prozeß zu lassen, dann kann er auch wieder ganz verständnisvoll und einsichtig lächeln. Mit der Möglichkeit, daß er derartige Forderungen erhebt und verficht, muß allerdings gerechnet werden.

Was nun die Notwendigkeit angeht, Messer nach dem Hessischen Freiheitsentziehungsgesetz in eine Geschlossene Abteilung einzuweisen, so ist dazu folgendes zu sagen: Es handelt sich sicher um einen Sonderling, einen zur Beschäftigung mit okkulten Fragen neigenden intelligenten vereinsamten Menschen, dessen akut-psychotische Episode im Jahre 1948 ihn diagnostisch als schizophren ansehen läßt. Gleichwohl scheint mir kein rechter Grund vorhanden, sich seinem Wunsche, wieder in Freiheit zu leben, zu verschließen. Daß eine erhebliche Gefährdung anderer Menschen durch seine Entlassung zu befürchten wäre, kann nach seiner bisherigen Lebensführung und nach dem, was wir hier in der Klinik beobachtet haben, nicht mit erheblicher Wahrscheinlichkeit erwartet werden. Eine andere Frage ist, ob er, nachdem er den Kontakt mit seiner früheren beruflichen Umgebung verloren hat, in seinem jetzigen Lebensalter in der Lage sein wird, sich wieder zurechtzufinden. Da aber der ihn besuchende Bruder (*den zu einem orientierenden Gespräch herbeizurufen, in den 5 Jahren seines Aufenthaltes in X. versäumt worden ist*) sich bereit erklärte, mit für ihn zu sorgen und ihn zunächst für einige Zeit zu sich zu nehmen, glaube ich, daß man auch von einer wesentlichen Selbstgefährdung im Falle einer Entlassung nicht sprechen kann. Voraussichtlich wird er in der Nähe seiner Verwandten in Zukunft ein zurückgezogenes Leben führen und sich mit seinen okkulten Dingen beschäftigen. Die Möglichkeit einer späteren akuten erneuten psychotischen Erregung ist zwar nicht ausgeschlossen, nach dem bisherigen Verlauf der Krankheit aber auch nicht wahrscheinlich. Ich glaube daher nicht, daß Messer aufgrund des Gesetzes über die Entziehung der Freiheit geisteskranker, geistesschwacher, rauschgift- oder alkoholsüchtiger Personen vom 19. Dezember 1952 eingewiesen zu werden braucht."

Am 3. Juli 1953, also ungefähr 1 Monat vor der Entlassung Messers aus der Klinik, übersandte ich an den Direktor des psychiatrischen Krankenhauses in X. einen Durchschlag unseres Gutachtens. Ich schrieb dazu: „Ich darf bemerken, daß es mir eine aufrichtige Freude wäre, wenn ich Gelegenheit hätte, über die Verschiedenheit meiner

Auffassung und der Ihrer Mitarbeiter mit Ihnen einmal zu sprechen. Mit herzlichen Grüßen Ihr sehr ergebener ...“

Diese Anregung blieb ohne Erfolg.

Die Klinik bekam aber Abschrift zweier Schreiben der Direktion des psychiatrischen Krankenhauses in X. In dem ersten Schreiben vom 23. Juli heißt es u. a.: „Der Unterfertigte, der Messer aus seinem jahrelangen Anstaltsaufenthalt kennt, hat nach wie vor Bedenken, sich der Auffassung der Klinik anzuschließen. Wenn man sich vor Augen hält, daß Messer selbst bei Ärzten seines Vertrauens unverzüglich mit einer ausgesprochen krankhaften wahnhaften Verwertung der Umweltvorgänge reagiert, wenn er sich bereits am ersten Morgen unverhältnismäßig stark aufregt, oder späterhin in heller Wut in kein Gespräch zu ziehen war, wenn es nur im Umgang mit Geisteskranken geschultem Personal unter Anwendung besonderer Kniffe gelang, ihn einigermaßen zu beruhigen — wenn man liest, daß er weiterhin durch Mißtrauen und Zurückhaltung auffiel, dann muß man doch erhebliche Bedenken haben, daß Messer im Falle seiner Entlassung bei den Schwierigkeiten in der Außenwelt sich ruhig und geordnet zu verhalten in der Lage ist. Es bleibt in dem Gutachten ja auch vollkommen offen, wo und wie der verschrobene, reizbare und paranoische Kranke eigentlich sein weiteres Leben fristen soll. Mit einer Selbstgefährdung im Sinne einer Verwahrlosung bei dem autistischen verschrobenen defekt Schizophrenen muß jedenfalls gerechnet werden.“

In einem Schreiben vom 31. Juli 1953, gerichtet an das Landgericht, heißt es u. a.: „Wenn Herr Professor Dr. Zutt aufgrund seiner Beobachtungen in den letzten Wochen eine Beurlaubung des Kranken für vertretbar hält oder gar — wie aus dem Gutachten hervorgeht — eine Entlassung, dann muß er billigerweise auch dafür die Verantwortung übernehmen, und zwar insbesondere im Hinblick auf den Abs. VIII des Ersten Ausführungserlasses des Herrn Hessischen Ministers des Innern vom 20. Juni 1952, wo ausdrücklich in dem Absatz ‚zur Beurlaubung‘ vermerkt steht, daß die hier den Anstaltsleitern übertragene Verantwortung erheblich ist und hinsichtlich der Voraussetzung der Beurlaubung die Anlegung strenger Maßstäbe bedingt.“

Nach Kenntnisnahme dieser Stellungnahmen habe ich an deren Verfasser am 13. August geschrieben: „Ich würde es bei der erheblichen Diskrepanz unserer Meinungen für richtig halten, wenn wir eine Gelegenheit wahrnehmen würden, uns über den Fall zu unterhalten, wie ich Ihnen das schon neulich am Telefon sagte. Solche Auffassungsverschiedenheiten können doch u. U. lehrreich sein und brauchen nicht unbedingt zur Bildung von Fronten zu führen. Ich würde mich also freuen, wenn Sie sich die Mühe machten, nach meinem Urlaub nach dem 15. September mit mir noch mal den Fall zu besprechen. Mit kollegialen Grüßen Ihr sehr ergebener ..."

Auch diese Anregung hatte keinen Erfolg.

Inzwischen sind 15 Jahre vergangen. Es ist so gekommen, wie ich es als wahrscheinlich vorausgesagt hatte: Messer lebte in seiner Heimat als Rentner zurückgezogen, ohne jemand zur Last zu fallen und ohne jemanden zu stören. Ich habe im Laufe dieser 15 Jahre immer wieder einmal von ihm spontan, oder nachdem ich mich bei ihm erkundigt hatte, Nachricht über sein Ergehen bekommen. Der erste Brief von ihm ist vom 14. August 1953. Darin heißt es u. a.: „Nun möchte ich Sie freundlichst bitten, sehr geehrter Herr Professor, da ich Ihnen zu allermeist die Freiheit zu verdanken habe, mir zu erlauben, daß ich Ihnen auf diesem Wege noch einen kleinen Dank abstatte mit dem zugesandten Büchlein, wenn Sie es nicht zurückweisen." Weiter heißt es dann: „Weil mir das Werkchen wichtig erschien, habe ich mir vor dem Krieg 3 Exemplare zugelegt und kann daher 2 Bändchen schmerzlos entbehren. Fräulein Doktor A. habe ich auch eines zugedacht. Sie hat sich ebenfalls um meine Freiheit alle Mühe gegeben. Wenn ich Ihnen damit eine kleine Freude machen kann, hat es seinen Zweck erfüllt." Gleichzeitig schrieb der Bruder Messers: „Ich erlaube mir, Ihnen auch ein paar Zeilen beizulegen. Mein Bruder ist gesund und munter bei mir angekommen, was uns alle sehr freut. Er ist glücklich, daß er nach so langen Jahren endlich die Freiheit wiederbekommen hat und soweit wieder gesund ist. Es wäre wohl besser gewesen, wenn er vielleicht vor Jahren schon entlassen worden wäre. Er ist ja körperlich und seelisch sehr heruntergekommen. Ich möchte Ihnen, Herr Professor, deshalb auch herzlich danken, daß Sie es eingesehen haben und meinem Bruder zu seiner Freiheit verholfen haben. Auch nochmals vielen Dank für die freundliche Aufnahme, die mir am 17./18. Juni in Ihrer Klinik zuteil wurde. Hochachtungsvoll."

In den Schreiben, die ich im Laufe der Jahre von Friedrich Messer bekommen habe, finden sich auch Abschriften aus Büchern, die ihn interessieren, und eigene weltanschauliche Betrachtungen. Im übrigen ist die Korrespondenz aber natürlich, auch natürlich dankbar. So endet ein Brief vom 29. Dezember 1953: „Sende Ihnen, Herr Professor, und Ihrer Familie viele herzliche Grüße und wünsche Ihnen allen ein gutes neues Jahr. In der Hoffnung, daß es Ihnen gut geht, grüßt Sie hochachtungsvollst Ihr Friedrich Messer." Inzwischen hatte er bei seiner Schwester Wohnung genommen.

1½ Jahre nach seiner Entlassung, am 3. April 1955, antwortete er auf eine Anfrage von mir: „Über Ihren freundlichen Brief vom 4. Januar 1955 und die vielen guten Wünsche habe ich mich sehr gefreut und danke Ihnen recht herzlich dafür. Hoffe, daß Sie gesund und munter sind, daß es Ihnen gut geht, was bei mir soweit auch der Fall ist. Wie Sie mir mitteilen, wünschen Sie zu erfahren, wie ich lebe und was ich treibe. Dazu ist nicht sehr viel Neues zu berichten. Daß ich mir im September vorigen Jahres in K. ein Zimmer gemietet habe, habe ich Ihnen, glaube ich, noch nicht geschrieben. Diesen Winter habe ich mich mit Büchern unterhalten. Die Tage sind da kurz und gehen schnell herum. Da es jetzt Frühjahr geworden ist, gibt es auch wieder Arbeit. Leichte Arbeit, einen halben Tag, da geht es schon. Ich habe in der Fabrik lange Jahre nur leichte Arbeit gemacht und man wird auch älter. Bei meinem Bruder habe ich letzte Woche 3 halbe Tage Reisig zusammen gemacht und aufgeräumt. Die Rente hat sich seit Dezember 1954 um 9 DM erhöht, was mich veranlaßt, mich noch mal sehr bei Ihnen zu bedanken. Da geht es nun schon wieder. Ich freue mich immer sehr, wenn ich von Ihnen und von Frankfurt Mitteilung erhalte, da ich Ihnen ja so sehr viel zu verdanken habe. Ich wünsche Ihnen fröhliche und vergnügte Ostern. Es grüßt Sie herzlich! Messer."

Im Jahre 1956 heißt es in einem Brief: „Zur Zeit tue ich bei meinem Bruder Holz und Reisig machen. Letzten Sommer habe ich ihm bei der Ernte geholfen, leichte Arbeit, einen halben Tag. Sie haben 13 ha Land, da gibt es viel zu tun. Vor großer Hitze und vor großer Kälte und vor Überanstrengung muß ich mich sehr in Acht nehmen, sonst bekomme ich immer Schmerzen in der Nierengegend. Ich bin 1939/40 und 1947 zweimal sehr schwer krank gewesen, wegen Nieren- und Blasengeschichten. Es waren richtige Erkältungskrankheiten, die mich arg mitgenommen haben."

Im Jahre 1956 folgen einige Briefe, in denen er unter Zuhilfenahme okkulter Schriften und der Schriften von Mystikern sich über eine Zahlensymbolik verbreitet, wobei er auch meinen eigenen Namen unter diesem Gesichtspunkt analysiert. Er freute sich sehr, als ich ihm zu diesen Briefen schrieb, daß ich bewundere, mit welcher Konsequenz er seine Studien fortsetzt. Auf meine Bitte, mitzuteilen, wie sich sein äußeres Leben gestaltet, schreibt er, er wohne seit 1954 in Miete, wo er sich auch sein Essen selbst besorge und bereite. Er führe einen eigenen Haushalt. Denn mit einem Einkommen von 97,— DM und später 106,— DM sei das auch das einfachste gewesen. Heute bekomme er 150,— DM, damit könne er wohl zufrieden sein. „Dann habe ich in der Ernte geholfen, Holz und Reisig gesammelt, habe auch Beeren, Tee und Pilze gesucht. Bücher unterhalten mich auch, sie lassen mir die Zeit nicht langweilig werden. Gesundheitlich muß ich mich vor Erkältungen hüten, sonst bekomme ich gleich Nierengeschichten." Es heißt in diesem Brief aus dem Jahre 1957: „Am 9. Mai sind es 4 Jahre, seit wir uns kennenlernten. Mein gesundheitliches Befinden ist heute besser als damals. Ich wünsche Ihnen nun alles Gute und hoffe, daß Sie gesund und munter sind."

Die Beispiele mögen genügen. Ein letztes Mal hörte ich von Messer am 1. November 1968. Ich hatte bei ihm angefragt, weil ich lange nichts von ihm gehört hatte, und um ein Lebenszeichen gebeten. Er schrieb: „Ihre freundlichen Zeilen vom 28. November habe ich erhalten, wofür ich Ihnen sehr danke. Es freut mich sehr, daß es Ihnen gut geht und daß Sie an mich denken und ein Lebenszeichen von mir erwarten. Auch mir geht es gut und bin zufrieden in einer verkehrten Welt, die möglicherweise in diesem Jahrhundert noch zur Besinnung kommt. Habe wieder viel Tee gesammelt. Nochmals vielen Dank für Ihren freundlichen Brief und ich wünsche Ihnen weiterhin Gesundheit und alles Gute. Es grüßt Sie herzlich Ihr Friedrich Messer."

Anfang 1969 erhielt ich auf Briefe keine Antwort. Ich hatte in diesen Briefen angeregt, es möge doch einmal sein Bruder Karl Messer schreiben, wie es ihm gehe. Da ich nichts hörte, schrieb ich dem Bruder. Dessen Antwort: „Mein Bruder Friedrich ist nach Auskunft der Ärzte an einer schweren Herz- und Kreislaufkrankheit im psychiatrischen Landeskrankenhaus W. verstorben." Er mußte in ein Krankenhaus gebracht werden, wurde von da in das psychiatrische Landeskrankenhaus W. verlegt, wo er schon nach ein paar Tagen verstarb. Weiter heißt es in dem Brief: „Nun über sein Leben. Er war ein Leben allein. Er wollte keinen Kontakt — weder zu seinen Verwandten noch zu anderen Menschen, lediglich mit Kindern verstand er sich und war gut mit ihnen, ansonsten war er sehr mißtrauisch. Er hatte seine eigenen besonderen Meinungen und Interessen, vor allem seine Bücher, die andere nie verstanden. Ein schönes Hobby von ihm war das Teesammeln. Er machte sich dabei große Mühe und verstand wie kein anderer das Kräutersammeln und -trocknen. Widersprach man ihm, konnte er sehr aggressiv werden. Im großen und ganzen war er jedoch ruhig und wollte von niemandem etwas. Obwohl er nie mehr im Leben zu etwas nütze war und einer Arbeit nachging, möchten wir doch sagen, daß es richtig war, ihn zu entlassen. Er verhielt sich ja nicht so, daß er für andere Menschen eine Gefahr noch eine Last war. Wir sind zwar keine Ärzte, doch nehmen wir an, daß er auch durch längere und weitere Behandlung seine Grundeinstellung zum Leben, der Welt und der Menschheit nicht geändert hätte. Er fand keinen Anschluß, er suchte auch keinen. Die Welt war verkehrt, seine Meinung die richtige, man konnte ihn nicht vom Gegenteil überzeugen. Es war ihm so schwer zu helfen, am besten, man ließ ihm seine Meinung und seine Ruhe."

Die ihn die wenigen Tage im psychiatrischen Krankenhaus bis zu seinem Tode behandelnde Ärztin berichtete, daß er in einem schwer verwahrlosten Zustand in ein Krankenhaus eingeliefert worden war. Es wurde eine Rechts-Links-Insuffizienz des Herzens bei absoluter Arrhythmie, Cystopyelonephritis mit Schrumpfnieren beiderseits bei Hydronephrose und Hydroureter rechts, ausgedehnte Thrombophlebitis des rechten Unter- und Oberschenkels gefunden. Er war bewußtseinsklar, sprach aber nahezu aphonisch, war ablehnend negativistisch, brachte zahlreiche paranoide Wahngedanken vor, sprach von Gift und davon, daß er umgebracht werden sollte. Es war kaum möglich, ihm Medikamente beizubringen. Er gab zu, daß er zu Hause nichts mehr gegessen habe, weil er gemeint habe, daß alles vergiftet sei. Er sprach von Verschleppung und davon, daß er mit okkulten Kräften in Verbindung stehe. Er kam in ein psychiatrisches Krankenhaus. Dort stieg er eines Tages heimlich aus dem Bett, um zur Toilette zu gehen und brach tot zusammen.

Zusammenfassung

Man hielt Messer in der Anstalt, in der er 5 Jahre lang untergebracht und verschiedentlich begutachtet worden war, für einen gefährlichen, schizophrenen Geisteskranken. Man dachte, daß schon die Beschäftigung mit okkulten Dingen, dann gar das Vernehmen von bedeutsamen Klopfzeichen seit ungefähr 1922 die ersten Zeichen des bis 1948 schleichend verlaufenden Krankheitsprozesses gewesen seien. Im Jahre 1948 nahm man an, es sei zu einem sog. akuten Krankheitsschub gekommen mit Halluzinationen, insbesondere Stimmenhören, mit absonderlichem für die Umgebung unverständlichem und störendem Verhalten. Der Zustand in den ersten Wochen seines Krankenhausaufenthaltes konnte diese Auffassung bestätigen. Von dem interessanten „Kommentar zu meiner Einlieferung . . .“ (welch gute Wortwahl ist „Kommentar“! [d. Verfasser]), nahm man keine Notiz, obwohl in diesem Kommentar auch Selbstkritisches über den Zustand zu lesen war, der zur Einlieferung geführt hatte. Als er dann gegen seine höchstwahrscheinlich schon seit Ende 1948 sinnlose und unberechtigte weitere Internierung in seiner Weise (Heidmann wäre entwichen!) protestierte, aufbegehrte, schimpfte und sich in eine dauernde Empörung steigerte, hielt man das für sinnlose, krankhafte, schizophrene Erregungen. Man verabfolgte ihm sogar Elektroschocks und begutachtete ihn auch noch im Jahre 1953 — also nach 5jähriger „Beobachtung“ — als einen gefährlichen Geisteskranken, den man in Freiheit nicht lassen dürfe. So wäre es wohl auch geblieben, wäre es ihm nicht gelungen, eine Begutachtung durch einen anderen Begutachter zu erreichen.

Sicher war Messer ein Sonderling. Er lebte zurückgezogen. Im wesentlichen interessierte er sich für okkulte Dinge. Er stand durch Klopfzeichen mit jenseitigen Mächten seit Jahrzehnten in Verbindung. 13 Jahre lang verdiente er sich seinen Lebensunterhalt durch Arbeiten bei der gleichen Firma. Ein Sonderling, der in seiner Bibliothek über okkulte Dinge las und dabei glücklich war, blieb er auch nach seiner Entlassung in den 16 Jahren bis zu seinem Tode. Er war empfindlich und hatte wenig Kontakt mit anderen Menschen. Nur zu Kindern war er gern freundlich. Er sammelte Pilze und Tee im Wald. Davon verstand er viel.

Daß man dem wahren Wesen eines solchen Menschen näher kommt, wenn man von ihm sagt, er leide an einem schizophrenen Prozeß, glaube ich nicht. Man kann das auch dahingestellt sein lassen. Wichtig ist in dieser Hinsicht für unser Thema doch nur, daß viele Menschen, die man heutzutage als sog. Schizophrene ansieht, darum noch nicht gefährlich sind und nicht interniert zu werden brauchen, sondern in Freiheit leben können. So hat ja auch Messer, stimmt man der Diagnose Schizophrenie zu, von 1922—1948 und von 1953—1969 als Schizophrener in Freiheit gelebt.

Bei der akuten psychotischen Erregung, in die Messer 1948 geriet, die seine Internierung zur Folge hatte, muß man übrigens vielleicht nachträglich auch daran denken, daß eine symptomatisch-psychotische Komponente im Spiel gewesen sein könnte. Wir haben das in unserem Gutachten außer Acht gelassen. Er hatte einen chronischen Harnwegsinfekt. Entsprechende Urinbefunde wurden erhoben. Er hatte auch früher schon schwere Harnwegsinfekte durchgemacht. Mit dieser Auffassung könnte auch übereinstimmen, daß er in seinen letzten Lebenstagen kachektisch mit einem schweren Harnwegsinfekt und Venenentzündung wieder akut paranoid-psychotisch wurde.

Einen solchen Menschen in seinem Wesen und seiner Welt wirklich zu verstehen, ist gewiß nicht leicht. Vielleicht kommt man dem Verständnis näher, wenn man sich erinnert, mit welchem Interesse er die Swedenborg-Biographie von Ernst Benz gelesen hat, die ich ihm gab. Mit Swedenborg fühlte er sich verwandt. Vielleicht war er ihm verwandt? Aber wie verschieden kann man auch Swedenborg beurteilen, wie verschieden hat man ihn beurteilt. Lange-Eichbaum [4a], der sich ein großes Verdienst erworben hat durch die diagnostische Einordnung ungewöhnlicher, genialer Persönlichkeiten nach diagnostischen Gesichtspunkten, wie sie in der ersten Hälfte unseres Jahrhunderts allgemein Gültigkeit hatten, meint, Swedenborg sei „eine Mischung aus Resten hoher gesunder Begabung und echter psychotischer Symptome" gewesen. Er sei ein Schizophrener gewesen. Man könne aber auch von einer Paraphrenie sprechen. Jaspers erklärt Swedenborg auch für einen Schizophrenen, wobei allerdings in Betracht gezogen werden muß, was Jaspers [4b] über Geisteskrankheiten und Kultur in seiner Psychopathologie (1913) geschrieben hat. Ernst Benz schreibt in seiner großen Swedenborg-Biographie unter den Schlußsätzen den folgenden: „Swedenborg war ein echter Visionär, von einem charismatischen Typus, der sich durch die ganze Geschichte der christlichen Propheten und Visionäre, vom Verfasser der Johannes-Apokalypse über Hermas und die mittelalterlichen Visionäre wie Joachim de Fiore, bis ins 17. und 18. Jahrhundert verfolgen läßt. Wollte man seine Offenbarungen als Wahnsinn ablehnen, weil sie sich auf Visionen berufen, so müßte man gleichermaßen alle christlichen Visionäre einschließlich des Autors der Johannes-Offenbarung als Wahnsinn abtun." [4c]

Hätte man sich für Messer, seine Lebensweise und seine Vorbringungen unter solchen Gesichtspunkten überhaupt interessiert und sich bemüht, mit ihm darüber ins Gespräch zu kommen, so wäre das im Jahre 1949 höchstwahrscheinlich ebenso, ja wahrscheinlich noch leichter gelungen, als es im Jahre 1953 gelang. Man

[4a] Lange-Eichbaum: Genie, Irrsinn, Ruhm. Reinhardt-Verlag. München 1942, S. 428.

[4b] Zitiert bei Zutt: Transkulturelle Psychiatrie. Der Nervenarzt **39**, Jhg. 1967, S. 6—9.

[4c] Ernst Benz: Emanuel Swedenborg. Verlag Rinn. München 1948.

hätte damals schon zu einer guten Beziehung mit ihm kommen und seinen Dank ernten können. Da man sich aber mit dem Diagnostizieren begnügte, mit dem Feststellen von Symptomen und sich darüber hinaus für die krankhaft-psychotischen, für sinnlos gehaltenen Vorbringungen des Messer — eines eben von den Hunderten von Schizophrenen, die jederzeit in einer solchen Anstalt sind — nicht interessierte, trieb man ihn in Verzweiflung, Empörung und ohnmächtige Wut. Diese hielt man dann für schizophrene Erregungszustände und verabfolgte ihm „Heilkrämpfe". Man vermißte bei ihm Krankheitseinsicht, während man selbst keinerlei Einsicht dafür hatte, wie weit man von einem wahren Verständnis für diesen Menschen entfernt war. Das mag an dieser Stelle genügen. Weiteres ist hier dem Denken des Lesers überlassen. In den abschließenden Betrachtungen kommen wir darauf zurück.

3. Der Fall Enz

Wir haben Enz im Februar 1963 für den Strafsenat des Oberlandesgerichtes in B. begutachtet. Er hatte im Jahre 1951 seine Schwiegermutter erschossen. Er wurde wegen Schizophrenie freigesprochen, war dann 11 Jahre lang als gefährlicher, schizophrener Geisteskranker in verschiedenen Anstalten interniert. Wir sollten in unserem Gutachten dazu Stellung nehmen, ob der Zweck der Unterbringung als erreicht anzusehen sei, ob mit großer Wahrscheinlichkeit ein Rückfall nicht zu erwarten sei und welche Vorsichtsmaßregeln im Falle einer bedingten Entlassung für notwendig erachtet würden. Wir kamen in unserem Gutachten, das 141 Schreibmaschinenseiten umfaßt, zu dem Ergebnis, daß der Unterbringungsbeschluß aufgehoben werden kann, schon deshalb, weil eine Schizophrenie gar nicht vorlag. Über den Fall sei aus dem Gutachten im nachfolgenden das für unser Thema Wesentliche aufgeführt:

Der Vater des Enz war ein lustiger Rheinländer. Er hat auch gern einen getrunken. Die Mutter ist eine Frankfurterin gewesen, eine gute Schülerin. Die Eltern übersiedelten nach O., wo der Großvater eine Wirtschaft hatte, die dann der Vater des Enz übernahm. Der Vater starb nach verhältnismäßig kurzer Krankheit an einem Magenkrebs im Jahre 1929, also als der Patient 7 Jahre alt war. Die Mutter hatte mit den 8 Kindern ein schweres Leben. 6 Kinder machten einen geordneten, glatten Weg, nur mit unserem Patienten hat es Schwierigkeiten gegeben, und eine seiner Schwestern ist seit Jahren chronisch schizophren krank in einer Anstalt.

Der Patient ist 1922 geboren und in dem Dorf mit 350 Einwohnern aufgewachsen. Trotz der knappen Verhältnisse hat er nie Not kennengelernt. Es war im ganzen ein herzliches Familienleben, auch die Kinder untereinander verstanden sich gut. Besonders gut verstand sich Enz mit seinem nächst jüngeren Bruder. Es sei dies sein Lieblingsbruder gewesen, er fiel im Krieg. Dieser Verlust hat ihn besonders schwer getroffen. Er hatte viele Freunde und war strebsam. Er hatte keine Schwierigkeiten, sich an andere anzuschließen. In der Hitler-Jugend gehörte er zu einer Sondergruppe für das Fliegen. Man baute dort Segelflugzeuge. Auch flog er selbst. Er machte den sog. A-Schein. Eine besondere Empfindlichkeit fiel bei ihm damals nicht auf. Er hatte als Junge auch Erfolg bei Mädchen. In der Schule war er nicht der klügste. Er ist aber niemals sitzengeblieben.

Nach der Schulentlassung arbeitete er als Hilfsarbeiter bei einer Firma. Kurz darauf begann er eine Lehre als Werkzeugmacher, die er nach 3 Jahren abschloß. Im praktischen Teil erhielt er die Note 1, im theoretischen Teil die Note 4. Im Jahre 1939 meldete er sich 17½jährig freiwillig zum Militär. Er wollte sich für das Vaterland einsetzen. Im Jahre 1940 wurde er eingezogen. Bei den Soldaten hatte er starkes Heimweh, weil nur 2 Hessen bei seiner Truppe waren. Alle anderen Kameraden stammten aus anderen Gegenden. Er ließ sich aber nichts anmerken. Er versuchte sich auch dem Dialekt der anderen anzupassen. Bei Saufereien und Frauengeschichten habe er sich zurückgehalten. Im 1. Jahr des Militärs hatte er das Pech, bei einer Reise seine Gasmaske zu verlieren. Er wisse heute noch nicht, wohin sie gekommen sei. Er wurde aber dafür mit 3 Tagen leichtem Arrest bestraft. Auf dieses Pech hin habe er seine Pläne, Offizier zu werden, aufgegeben. Er lehnte es deshalb später auch ab, an einem Unteroffizierskurs teilzunehmen. Bei einer Sylvesterfeier war er einmal betrunken. Das sei aber das einzige Mal überhaupt in seinem Leben gewesen, daß er betrunken war. Beim Zusammenbruch im Jahre 1945 kam er in amerikanische Gefangenschaft, wurde dann an die Franzosen übergeben. Im August 1946 entwich er, wurde in Belgien wieder aufgegriffen, sollte wieder an die Franzosen übergeben werden. Dann erkrankte er an Diphtherie, kam in ein Krankenhaus, und nach seiner Wiedergenesung im Jahre 1947 fuhr er nach Hause nach O. Dort arbeitete er bis zum Juni 1947 in einer Schmiede bei seinem Onkel. Sein Heimweh habe sich während der Militärzeit verloren. Wirklich wohl habe er sich aber immer nur in einer Landschaft gefühlt, die derjenigen seiner Heimat glich. Er liebt diese sehr.

Seine spätere Frau lernte er im Jahre 1940 kennen. Er hatte auf ein Inserat in einer Frontzeitung geschrieben. So kam ein Briefwechsel zustande. Er ist auch einmal während eines Urlaubs in Braunschweig bei ihr zu Besuch gewesen. Als er nun 1947 zu Hause war, kam seine spätere Frau und besuchte ihn in O. Er habe sie liebgewonnen und sei dann mit ihr nach Braunschweig gefahren, wo er in der Folgezeit blieb. Er wohnte in der schwiegerelterlichen Wohnung. Am 16. Juni 1947 wurde die Ehe geschlossen. Das Ehepaar blieb weiterhin bei den Schwiegereltern wohnen, sie hatten nur 1 Zimmer — das Schlafzimmer — für sich allein. Im übrigen aber wurde der Haushalt gemeinsam geführt, auch gemeinsam gekocht und gegessen. Er selbst wollte eigentlich einen eigenen Haushalt gründen. Die Schwiegereltern wollten das aber nicht, und die Frau stellte sich auf deren Seite. Am 4. Juni 1948 wurde seine Frau von einer Tochter entbunden.

Über seine berufliche Tätigkeit in Braunschweig gibt er an, daß er zunächst ein paar Monate in den Vereinigten Eisenbahnsignalwerken als Werkzeugmacher gearbeitet hat. Vom April 1948 ab sei er bei der Firma Büssing als Werkzeugmacher gewesen. Er war dort bis zum 22. September 1951. Dann sei er wegen Arbeitsmangel dort entlassen worden. Danach habe er nur noch ein paar Wochen bei der Firma Brunsvigia auch als Werkzeugmacher gearbeitet. Die Frau sagt über diese seine Arbeit, er habe bei der ersten Firma aufgehört, weil ihm die Beschäftigung in einer Fabrik nicht zugesagt habe. Er habe sich bei dieser Arbeit so schnell verbraucht gefühlt. Bei der Firma Büssing habe er unregelmäßig gearbeitet. Sie habe ihm deshalb Vorhaltungen gemacht: Er sei nun verheiratet und müsse für seine Familie sorgen. Auch ihre Mutter habe ihm verschiedentlich Vorhaltungen gemacht, er sei arbeitsunlustig. Mit der Zeit sei es zu immer größeren Streitigkeiten zwischen Enz und seiner Frau gekommen, vor allem auch mit deren Mutter. Enz bestätigt das: Er habe sich nur in der ersten Zeit mit seiner Frau gut verstanden. Das Verhältnis zur Schwiegermutter sei aber von Anfang an nicht gut gewesen. Sie habe immer etwas an ihm auszusetzen gehabt. Als er schließlich im Frühjahr 1950 ausziehen und sich einen eigenen Hausstand gründen wollte, hätten die Schwiegereltern versucht, ihm das mit der Begründung auszureden, daß die Beschaffung der Wohnung und der eigene Haushalt zuviel Geld kosten würden. Die Schwiegermutter habe auch gesagt, er und ihre Tochter paßten gar nicht zusammen. Anfang Juli 1950 habe er sich eines Nachts nicht wohlgefühlt. Er konnte nicht schlafen, verspürte im ganzen Körper so ein Summen. Die Schwiegereltern drängten darauf, als sie davon hörten, daß er sich entweder untersuchen lasse oder nach Hause fahre. Sie sagten, er solle die Scheidung einreichen. In dieser

Zeit kam auch ein Vetter der Frau zu Besuch, durch dessen Anwesenheit sich Enz gestört fühlte. Er war eifersüchtig, er glaubte, daß der Vetter seine Frau heiraten wolle. Er machte seiner Frau darüber Vorhaltungen. Es kam auch zu Differenzen zwischen Enz und dem Besuch.

Wegen der körperlichen Beschwerden begab er sich in das Landeskrankenhaus und ließ sich dort untersuchen. Man habe Verbrennungen am Magen festgestellt. Er kam dann in eine Nervenabteilung des dortigen Luftwaffenlazaretts. Bei der Entlassung habe er einen Zettel für den Betrieb bekommen, auf dem gestanden habe, daß er gemütskrank sei. Dazu sagt er ergänzend, daß er in einer Nacht, als er nicht schlafen konnte, daran gedacht habe, daß die Schwiegereltern ihm vielleicht etwas ins Essen gegeben hätten, was die Verbrennung im Magen verursacht habe. Er habe sich krank gefühlt, er sei einfach fertig gewesen. Deshalb habe er sich auch zur Untersuchung ins Landeskrankenhaus begeben. Vor der Überweisung ins Luftwaffenlazarett habe er die Scheidung eingereicht. Er hatte den Eindruck, daß seine Frau mit dem anderen Mann ein Verhältnis habe. Am 20. Juli 1950 habe der Schwiegervater ihm verboten, die Wohnung zu betreten. Er habe einen Rechtsanwalt zu Rate gezogen und konnte noch bis zum August 1950 bei den Schwiegereltern weiter wohnen. Dann sei er ausgezogen, weil er die Reibereien nicht mehr habe aushalten können. Das eheliche Verhältnis mit seiner Frau sei erloschen gewesen. Durch Abmachung zwischen den Rechtsanwälten erhielt er dann die Erlaubnis, das 2 Jahre alte Kind des Sonntags in der Zeit von 11—12 Uhr zu besuchen. Die Frau gab an, er sei nur einige Male gekommen, es könne drei- oder viermal gewesen sein. Er selbst berichtet, diese Besuche hätten regelmäßig stattgefunden. Er habe mit seiner Frau und den Schwiegereltern bei diesen Gelegenheiten aber nicht gesprochen. Später hat er sich einmal über das Verhältnis zu den Schwiegereltern so ausgedrückt: Er habe immer alles so tun sollen, wie sie es wünschten, „ein selbstfühlendes Recht unterblieb voll und ganz“. Er habe alle Kränkungen, die man ihm bereitet habe, in sich hineingefressen. Die Eifersucht gegen den Verwandten hatte sich in der letzten Zeit gesteigert. Einmal habe er gehört, wie die beiden sich im Nebenzimmer Gute Nacht sagten, und er glaubt, gehört zu haben, daß sie sich küßten. Auch habe er ein Bild von dem Vetter gefunden, auf dem stand: „Zur freundlichen Erinnerung an schöne Stunden. Oktober 1947.“ Er wurde weiter mißtrauisch. Er glaubte, daß seine Schwiegermutter durch Zugaben zu den Speisen ihn daran hindern wolle, Geschlechtsverkehr auszuüben. Er glaubte auch, daß man nachts chemische Kampfstoffe gegen ihn anwende. In der Nervenklinik in Braunschweig hatte die Frau angegeben, daß er sich etwa ein Vierteljahr nach der Heirat verändert habe. Er wäre interesselos geworden. Nachts habe er einmal plötzlich das Fenster aufgerissen, ein Taschentuch vors Gesicht genommen und gerufen, es wären chemische Giftstoffe ausgebreitet. Die Frau glaubte, daß er geisteskrank sei. Sie wollte sich deswegen von ihm scheiden lassen. In der Nervenklinik verhielt er sich im ganzen ruhig und unauffällig, so daß er nach wenigen Tagen wieder entlassen werden konnte. Er meinte, unter dem Druck der Familie hätten seine Nerven eben versagt. Die Klinik teilte dem behandelnden Arzt mit, daß sie den Zustand für eine beginnende paranoide Schizophrenie halte.

Für das Ehescheidungsverfahren wurde ein fachärztliches Gutachten eingeholt, das zu dem Ergebnis kam, daß bei Enz eine psychische Erkrankung vorliege, die man als paranoide Form der Schizophrenie bezeichnen müsse. Das Gutachten weist darauf hin, daß der Untersucher einen aufgelockerten Gedankengang gefunden habe, eine mangelnde innere Beteiligung und ein krankhaftes Mißtrauen gegenüber der Umwelt. Der Patient vermöge wohl manches zu verbergen, habe aber wohl eine viel tiefer gehende Veränderung der Persönlichkeit, als es äußerlich scheine. In dem Gutachten sind einige stilistisch besonders auffällige Stellen aus den Eingaben Enz' an das Landgericht angeführt, z. B.: „Die Gesetze sind aus dem Naturverlauf des Lebens entwickelt. Und somit dürften wohl dem die Pflichten zufallen, der das Recht für sich in Anspruch nimmt." Der begutachtende Nervenarzt hielt Enz für prozeßunfähig.

An seiner Arbeitsstelle hatte Enz den Eindruck, daß die anderen Andeutungen machten, mit seiner Ehe stimme etwas nicht. In dem Betrieb seien nämlich Verwandte seiner Frau tätig gewesen. Es sei ihm kein Zweifel, daß seine Frau seine Arbeitskameraden gegen ihn beeinflußt habe. Er sei sich jedenfalls in der Fabrik isoliert vorgekommen.

In dieser gespannten Situation verübte er die Tat. Charakterisieren wir kurz die Situation: Er lebte in Ehescheidung. Er war aus der Wohnung seiner Frau und seiner Schwiegereltern ausgezogen. Er glaubte, daß seine Frau ihn los sein wolle und daß die Schwiegereltern ihn los sein wollten, womit er im Grunde genommen wahrscheinlich Recht hatte. Er vermutete, daß seine Frau einen Vetter oder einen anderen, der gelegentlich zu Besuch kam, heiraten wolle, was vielleicht unrichtig und Ausfluß seiner Eifersucht war. Er glaubt auch, daß er an der Arbeitsstelle von den anderen scheel angesehen wurde, weil er dort von Bekannten seiner Frau und deren Familie schlecht gemacht worden war. Er fühlte sich schlecht und konnte nicht schlafen. Solange er noch zu Haus war, hatte sich sein Mißtrauen dahin gesteigert, daß er glaubte, sein schlechtes Befinden sei dadurch zustande gekommen, daß man ihm etwas ins Essen getan habe. Er machte einmal sogar das Fenster auf, um frische Luft zu schöpfen, weil er den Eindruck hatte, man gehe mit chemischen Kampfstoffen gegen ihn vor. Die Rechtsanwälte hatten in dem Scheidungsverfahren ausgehandelt, daß er sein Kind alle 3 Wochen Sonntags eine Stunde zwischen 11 und 12 Uhr besuchen konnte. Er nahm diese Gelegenheit jedenfalls hin und wieder wahr, besuchte das Kind, sprach bei dieser Gelegenheit weder mit seiner Frau noch mit seinen Schwiegereltern.

Über den Hergang der Tat machen die verschiedenen Tatzeugen kaum widersprechende Angaben. Er selbst hat bei seiner ersten Vernehmung am Tage der Tat u. a. folgendes ausgesagt: Er wollte gegen 11 Uhr seine Tochter besuchen. Er nahm eine Tafel Schokolade mit. Auf sein Läuten wurde das Haus nicht aufgemacht. Er glaubt aber, daß die Schwiegereltern und seine Frau im Hause waren, ihn aber nicht einlassen wollten. Darüber war er empört. Er ging zu einem in der Nähe wohnenden Bekannten, unterhielt sich mit diesem über seine Verhältnisse und die Ehescheidung. Bei diesem Bekannten erfuhr er übrigens, daß seine Schwiegereltern die in ihrem Hause im Dachgeschoß wohnende Frau aus ihrer Wohnung herausekeln wollten. Auch darüber hat er sich geärgert, weil er diese Frau als gute Hausbewohnerin kannte und weil er aus dieser Nachricht erneut auf den schlechten Charakter seiner Schwiegereltern schloß. Er hielt sich dann des Nachmittags in seinem Zimmer auf, überlegte alles noch einmal und ließ es sich durch den Kopf gehen. Es fielen ihm die Gemeinheiten ein, die man ihm angetan hatte und wie man ihn aus der Wohnung herausgeekelt hatte. Weiter war er empört darüber, daß die Schwiegereltern nun auch noch die Frau aus dem Haus heraus haben wollten. Dann sagte er sich: Heute gehe ich aufs Ganze! In diesem Augenblick hatte er aber noch nicht den Entschluß gefaßt, die Schwiegereltern zu erschießen. Trotzdem habe er sich seine 08-Pistole und Munition eingesteckt, als er seine Wohnung verließ, um noch einmal in die Wohnung der Schwiegereltern und seiner Frau zu fahren. Die Pistole hatte er vom Kriege her im Koffer eingeschlossen gehabt. Die Pistole habe er deshalb mitgenommen, weil er am Abend noch einmal in die Wohnung der Schwiegereltern gehen wollte und glaubte, von diesen möglicherweise angegriffen zu werden. Er habe die Pistole also zu seinem eigenen Schutz mitgenommen. Er begab sich zu dem Haus, in dem die Schwiegereltern wohnten, läutete aber nicht bei den Schwiegereltern, sondern bei der Frau, die oben wohnte. Diese ließ ihn auch in das Haus ein. Sie öffnete ihm die Haustür. Er ging mit ihr in ihr Zimmer. Sie hat nochmals ihr Leid geklagt und erzählt, daß sie aus der Wohnung herausgedrückt werden sollte. Sie sei so aufgeregt gewesen, daß sie gezittert habe. Diese Frau sei die einzige im Hause gewesen, die wußte, wie es ihm ergangen war, wie die Schwiegereltern gegen ihn gehetzt hatten, wie er seelisch habe leiden müssen. Aus diesem Grunde sei er selbst auch sehr erregt gewesen. Er sagte sich, die Handlungsweise der Schwiegereltern sei eigentlich ein Verbrechen, und daß man ein Verbrechen nur mit einem Verbrechen gutmachen könne. Jetzt habe er den Entschluß gefaßt, die Schwiegereltern und seine Frau, seine Tochter und sich selbst zu erschießen. Diese Aussage verbesserte er sofort: Den Schwiegervater wollte er nicht erschießen. Dieser sollte am Leben bleiben und dann darüber nachdenken, was er mit seinem Plan und seinem Benehmen erreicht hat. Die Pistole hatte er geladen in seiner rechten Hosentasche.

Dann ging er die Treppe hinunter und machte die Korridortür zur Wohnung auf. Als er den Korridor betreten hatte, wurde er von seiner Schwiegermutter zurückgestoßen. Sie wollte ihn aus dem Korridor hinausdrücken. Er glaubt, die Schwiegermutter müsse wohl hinter der Korridortür gestanden und gelauscht haben, als er die Treppe hinunter kam. Als sie ihn hinausdrücken wollte, habe er die Pistole gezogen und geschossen. Er habe 2 oder 3 Schuß auf sie abgegeben. Er zielte ihr auf die Brust. Sie sei nicht gleich zusammengebrochen, sondern ins Schlafzimmer gelaufen und habe sich auf das Bett gelegt. In diesem Augenblick seien seine Frau und der Schwiegervater aus dem Wohnzimmer gekommen. Er selbst habe in diesem Augenblick an der Tür seines früheren Schlafzimmers gestanden. Er wollte sich selbst erschießen. Er habe die Pistole unter das Kinn angesetzt, um durch den Kopf zu schießen. Die Pistole habe aber versagt. Er habe durchgeladen und den Versuch wiederholt, aber die Pistole habe nicht geschossen. Da sei auch der Schwiegervater auf ihn zugestürzt gekommen und habe ihn mit einem Gegenstand auf den Kopf geschlagen. Was das für ein Gegenstand war, wisse er nicht. Er habe mit der Pistole auf den Schwiegervater eingeschlagen. Er habe sich gegen ihn gewehrt, und solange der Schwiegervater ihn geschlagen habe, habe er zurückgeschlagen. Dabei habe er die Pistole so von der Seite gefaßt, daß der Daumen am Abzugbügel und die 4 Finger über dem Verschluß zu liegen kamen. Er schlug den Schwiegervater auf den Kopf, weil dieser ihn auch auf den Kopf schlug. Weder auf seinen Schwiegervater noch auf seine Frau habe er geschossen. Das Kind habe er auch gesehen. Es wurde aber von einer Tante schnell weggeholt. Schwiegervater und Frau seien auf die Straße gelaufen und hätten um Hilfe gerufen. Er habe im Korridor gewartet, bis die Polizei kam. Er wollte sich ja erschießen, aber es klappte nicht, die Pistole hat versagt. Als die Polizei kam, wurde er aufgefordert, die Pistole abzulegen. Er hatte gar keine andere Wahl. Die Pistole funktionierte nicht, sonst hätte er auch jetzt noch sich erschossen. Nach einer körperlichen Durchsuchung wurde er ins Polizeipräsidium gebracht.

Bei seiner Vernehmung kurz nach der Tat sagte er das folgende aus: „Jetzt, nachdem meine Schwiegermutter tot ist, ich aber am Leben geblieben bin, weil die Pistole versagt hat, bereue ich meine Tat. Sonst war es mir gleich. Auf meine Frau habe ich nicht geschossen, weil mein Schwiegervater dazwischen kam und die Pistole versagt hat. Anderenfalls hätte ich meine Frau und das Kind mit umgelegt und mich dann selbst erschossen."

Weiter sagte er aus, die Schwiegermutter sei die Schlimmste gewesen. Gegen sie habe er einen besonderen Groll und Haß gehabt. Er sei bei der Schießerei sehr aufgeregt gewesen, habe aber gewußt, was er tat. Er habe gar nicht damit gerechnet, daß er sich vor der Polizei verantworten müsse, weil er sich selbst erschießen wollte.

Bei den Akten befindet sich folgender Vermerk, der darauf hinweist, daß Enz dem Vernehmenden auf Geisteskrankheit verdächtig war: „Der Beschuldigte machte bei der Vernehmung einen ruhigen Eindruck, war nicht erregt, zeigte auch über seine Tat keine Reue. Er sprach zusammenhängende Sätze und hat den Vernehmenden auch verbessert, wenn dieser den Sinn seiner Worte nicht verstand oder eine andere Darstellung des Vorganges, wie sie geschildert, unbeabsichtigt geben wollte. Er konnte sich sehr genau erinnern."

Am folgenden Tage sagte Enz vor dem Haftrichter: „Ich lebe mit meiner Frau in Scheidung. Man will darauf hinaus, mich für nervenkrank (schizophren) zu erklären. Meine Schwiegermutter ist bei der Scheidung die Haupttreibende. Dazu muß man die Eheakten einsehen, um das zu erkennen. Es hatte sich bei mir so viel Haß und Groll gegen meine Schwiegermutter angesammelt, daß ich nun kurzerhand mit ihr abrechnen wollte. Deshalb habe ich die Pistole mitgenommen und sie niedergeschossen, als sie mich aus der Wohnung 'rausschieben wollte. Ich hatte aber ernstlich die Absicht, auch mir das Leben zu nehmen. Allerdings wollte ich meine Frau und mein Kind auch mitnehmen. Das scheiterte aber daran, daß meine Frau gleich aus der Wohnung geflüchtet war und mein Kind noch während des Zwischenfalles von einer Verwandten aus der Wohnung geholt wurde. Nur weil die Waffe versagte, ist der Selbstmord gescheitert. Ich bestreite entschieden, daß ich die Pistole auch auf die sich nähernden Polizeibeamten angelegt habe. Dazu hatte ich keinen Anlaß."

Die anderen Tatzeugen haben den Hergang der Tat nicht von der Schilderung Enz' wesentlich abweichend dargestellt.

Vom 4. Januar bis zum 15. Februar wurde Enz in der Landesheil- und -pflegeanstalt in K. durch Professor B. stationär beobachtet und anschließend begutachtet. In der Beurteilung heißt es: „Es ist nicht zweifelhaft, daß bei Enz eines Geisteskrankheit vorliegt. Sie entspricht der paranoiden Form der Schizophrenie und damit der erblichen Belastung, die bei Enz vorliegt, denn eine Schwester ist ebenfalls schizophren. Diese Geistesstörung hat offenbar ziemlich bald nach der Heirat begonnen. Jedenfalls wird man die Tatsache, daß Enz damals ohne rechten Grund und ohne weitere Aussichten zu haben, plötzlich seine Stellung kündigte, auffällig finden. Ungefähr um die gleiche Zeit begannen Differenzen zwischen ihm und seiner Frau, aber wohl auch mit den Schwiegereltern, von denen die Schwiegermutter der aktivere Teil gewesen zu sein scheint. Die Schwiegermutter soll es gewesen sein, die ihm die häufigsten Vorwürfe wegen seiner vermeintlichen Arbeitsscheu gemacht hat. Es scheint allerdings, daß er sich von Anfang an auch in der Familie nicht wohlgefühlt hat. Er kam sich immer beengt vor, immer unterdrückt und meinte, er müsse alles tun, was seine Frau und die verhältnismäßig wohlhabenden Schwiegereltern wünschten. Die Frau hatte sich ihm auch bald nach der Geburt des Kindes versagt.

Es scheint, daß bis Mitte 1950 der Krankheitsprozeß ein schleichender gewesen ist. Im Jahre 1950 hatte Enz die Absicht, mit der Frau in eine eigene Wohnung zu ziehen. Die Schwiegereltern und seine Frau waren aber dagegen. Am 5. Juli 1950 kam dann ein Vetter zu Besuch, und von ihm vermutete Enz plötzlich, daß er ein Verhältnis mit seiner Frau gehabt habe oder noch habe. Hier beginnt anscheinend eine akutere Phase des Prozesses. Denn am 9. Juli 1950, nach einem heftigen Streit, fühlte er nachts plötzlich ein Zucken am ganzen Körper, fand keinen Schlaf und quälte sich in den nächsten Tagen mit zahlreichen hypochondrischen Gedanken, die zu einem Vergiftungswahn führten. Er glaubte, daß die Schwiegereltern ihm etwas beibrächten, damit er keinen Geschlechtsverkehr ausüben könne. Der Magen sei verbrannt, der Stuhl durch Gifte angehalten, das Kind durch dieselben Mittel vergiftet, damit man sagen könne, da sähe man die erbliche Belastung.

Auch im Ehescheidungsprozeß sei ein ärztliches Gutachten angefordert worden, das zur Diagnose Schizophrenie gekommen ist. Es wäre vielleicht zutreffend, wenn er behaupte, daß die Angehörigen ihm bei seinen Besuchen Schwierigkeiten in den Weg legten, denn da sie gewußt zu haben scheinen, daß er geisteskrank war, werden sie sicherlich ängstlich gewesen sein.“

Es folgt dann eine Schilderung des Tathergangs, der ja bekannt ist. Dann geht es in dem Gutachten weiter: „Erkennt man diese psychologische Entwicklung der Tat an, so verschlingen sich in ihrer Motivation verständliche, also gewissermaßen normale psychische Zusammenhänge mit solchen ausgesprochen krankhafter Natur. Krankhafter Natur ist vor allem die Grundlage des ganzen Konfliktes, der, soweit es Enz angeht, jedenfalls zum großen Teil auf Wahnvorstellungen paranoider Art beruht. Es mag sein, daß die Schwiegereltern, wie ja mehrfach in den Akten bezeugt worden ist, ihn wirklich schlecht behandelt haben, aber natürlich hätte ein derartiger Konflikt, der ja verhältnismäßig häufig vorkommt, ohne die zugrunde liegenden Wahnvorstellungen Enz' nicht zu einer so schweren Reaktion führen können. Von Seiten der Familie mögen die Dinge so ausgesehen haben, daß man sich gegen einen, wie sie meinten, arbeitsscheuen, schwer umgänglichen, unzufriedenen Schwiegersohn zur Wehr setzen müsse, daß man ihm nach eingeleiteter Ehescheidung so viel als möglich den Zutritt zur Familie, bei dem natürlich immer wieder Konflikte drohten, und den Besuch der Tochter verhindern müsse.

Für Enz war die Lage infolge seiner Wahnvorstellungen eine unvergleichlich schwerere. Er sah in den Schwiegereltern Menschen, die ihn an Leben und Gesundheit bedrohten, und in seiner Frau eine Ehebrecherin, die ihm nun auch noch das Kind rauben und vergiften wollte. Dieser krankhaften Stellungnahme gegenüber der Lage mag es entsprechen, daß er im Augenblick des Zusammenstoßes die Pistole gebrauchte. Es ist aber auch nicht von der Hand zu weisen, daß, als er nun wirklich von der Pistole Gebrauch machte, dabei die Enthemmung und Willenszerrüttung seiner Persönlichkeit, die durch die Psychose gesetzt war, eine Rolle spielte."

Zusammenfassend kommt der Gutachter zu der Ansicht, daß bei Enz „mindestens seit dem Jahre 1950, vielleicht aber auch schon 1 Jahr früher, eine Schizophrenie bestehe, deren Prozeß noch akut und im Fortschreiten begriffen sei. Die Motive, die zu seiner Straftat geführt haben, sind größtenteils krankhafter Art gewesen. Dazu kommt, daß die Schizophrenie zu einer geistigen Zerrüttung geführt hat, die innere Hemmungen, die der Ausführung seiner Tag hätten im Wege stehen können, unwirksam gemacht haben dürfte. Ich bin also der Ansicht, daß Enz z. Z. der Tat nicht zurechnungsfähig gewesen ist, da ihm infolge seiner Geisteskrankheit die Einsicht in das Strafbare seines Tuns großenteils gefehlt hat, seine Fähigkeit, einem etwaigen Rest dieser Einsicht gemäß zu handeln, aufgehoben war. Da Enz eine schwere Straftat aus Gründen einer Geisteskrankheit begangen hat, die noch heute im Fortschreiten begriffen ist, halte ich auch für die Zukunft die Allgemeinheit im hohen Grade durch ihn gefährdet. Ich halte es daher für unumgänglich, ihn nach § 42 StGB in eine Heil- und Pflegeanstalt unterzubringen."

Im Februar 1955, also nach 3jähriger Internierung, wurde zur Errichtung einer Pflegschaft in einer gutachtlichen Äußerung das folgende ausgeführt: „Hier ist Enz äußerlich stets geordnet, sehr arbeitswillig und an allen Dingen sehr interessiert. Fragen nach Sinnestäuschungen und krankhaften Empfindungen weicht er meist aus, sucht sie zu dissimulieren, ohne daß ihm dies jedoch völlig gelingt. Er drängt immer wieder auf baldige Entlassung und steht seiner Straftat recht kritiklos gegenüber. Seine Unterbringung hält er für ungerechtfertigt und meint, im bürgerlichen Leben sich schnell wieder eine Existenz schaffen zu können. Seine wiederholten Eingaben auf Entlassung wurden abschlägig beschieden, was ihn aber merkwürdigerweise wenig beeindruckte. Gelegentlich kommt es zu Stimmungszuständen, in denen er dann die Arbeit niederlegt. Er wirkt innerlich sehr gespannt, so daß er für seine Umgebung unberechenbar erscheint. Durch Heilkrampfbehandlung bessert sich dann sein Zustand immer wieder.

An der Diagnose einer Schizophrenie kann kein Zweifel bestehen. Auch seine schriftlichen Einlassungen, die sich durch eine geschraubte Ausdrucksweise und leichte Zerfahrenheit auszeichnen, sind für diese Krankheit typisch. Im Falle seiner Entlassung müßte bei der Unberechenbarkeit dieses Geisteskranken mit erneuten Straftaten gerechnet werden. Er muß deshalb auch weiterhin nach § 42 b in einer Heil- und Pflegeanstalt untergebracht werden."

Es wurde ein Pflegschaftsverfahren eingeleitet. In den Akten heißt es: „Enz ist nicht in der Lage, seine Angelegenheiten selbst zu besorgen. Die Fragen des Gerichts wurden mit ihm eingehend durchgesprochen. Er zeigte jedoch keinerlei Verständnis für die Errichtung einer Pflegschaft und lehnte eine solche mit Bestimmtheit ab. Enz verlangte vielmehr seine sofortige Entlassung und Wiederbeschäftigung in seinem früheren Beruf, was natürlich nicht möglich ist. Da er völlig einsichtslos und geschäftsunfähig ist, muß die Verständigungsfähigkeit im Sinne des § 1910 BGB verneint werden."

3 Jahre später, im Jahre 1958, wurde ein Entlassungsgesuch des Bruders mit folgender Begründung abgelehnt: „Im Krankheitszustand Enz' ist zwar eine gewisse Besserung insofern eingetreten, als grob krankhafte Vorstellungen nicht mehr auffallen. Dennoch konnten wir uns bislang nicht überzeugen, daß die Geisteskrankheit vollständig abgeheilt ist. Der Gedankengang ist im längeren Gespräch deutlich zerfahren. Er neigt dazu, Vorkommnisse der Umwelt, die mit ihm nichts zu tun haben, auf sich zu beziehen und bei verschiedenen Gelegenheiten, ohne zureichenden Anhalt, ein Intrigenspiel zu vermuten, das gegen ihn gerichtet sei. Er fügt sich jetzt in den Stationsbetrieb gut ein, will aber den anderen gegenüber als etwas ‚Besseres' gelten. Er neigt dazu, sich bei kleinen Anlässen über das Verhalten anderer zu beschweren, nimmt aber selbst z. B. hilflosen anderen Kranken Schokolade weg oder schnappt ihnen im Vorbeigehen die brennende Zigarette aus dem Mund, um sie selbst zu Ende zu rauchen. Stellt man ihn dann zur Rede, so behandelt er solche Vorkommnisse als harmlose Scherze. Wenn er wieder Geld habe, werde er alles ersetzen. Solche an

sich nicht wesentlichen Handlungen beweisen im Falle Enz, weil sie mit seinem sonstigen Auftreten ganz unverständlich kontrastieren, daß auch krankhafte Antriebe in ihm vorhanden sind. Enz ist übrigens bislang noch nicht dazu gekommen, das Krankhafte seiner Vorstellungen und Gedanken, die schließlich zur Tat führten, einzusehen. Er hat wohl zeitlichen, aber nicht inhaltlich Abstand genommen."

1 Jahr später, 1959, kam Direktor K. in einem Gutachten an die Oberstaatsanwaltschaft in Braunschweig zu folgendem Ergebnis: „Nach dem Ergebnis der früheren und jetzigen Feststellungen im Rahmen der Anstaltsinternierung besteht kein Zweifel, daß bei Enz ein schizophrener Defektzustand vorliegt. Der Defekt ist erkennbar an einer gewissen sprachlichen und gedanklichen Zerfahrenheit, an autistisch-negativistischen Zügen im Verhältnis zur Umwelt und an der Neigung zu paranoiden Reaktionen. Akute Symptome wie Wahn- und Sinnestäuschungen fehlen. Der stattgehabte Persönlichkeitsabbau ist nicht sehr erheblich. Der unbefangenen Umwelt wird Enz als Sonderling imponieren. Er wird aber im gegenwärtigen Zeitpunkt nicht als geisteskrank auffallen. Enz ist jetzt immerhin einige Jahre ohne medikamentöse Behandlung von akuten Rezidiven freigeblieben."

Im Jahre 1960 kam Professor E., Direktor des psychiatrischen Krankenhauses in M., zu dem Ergebnis, „man kann also bei der Betrachtung dieser Befunde feststellen, daß noch gewisse Schwankungen in der Haltung Enz' bestanden, die darauf deuten, daß die Psychose noch nicht völlig in einen stationären Defekt übergegangen ist. Bei Vorliegen eines stationären Defektes könnte man Enz m. E. entlassen. Soweit ist es aber bei ihm noch nicht." Enz sei in keiner Weise zu einer kritischen Stellungnahme gegenüber seiner Tat und gegenüber seiner Psychose zu bewegen.

In Jahre 1962 sagt Dr. B., Gießen, in einem weiteren Gutachten: „Zusammengefaßt darf gesagt werden: Es handelt sich bei dem jetzt 39 Jahre alten Mann um eine Persönlichkeit, deren Vermögen, psychischen Belastungen kompensatorisch auszuweichen, gering ist. Dagegen lassen sich kaum Symptome der bekannten Geisteskrankheit massiv herausstellen. Hinzu kommen die erfahrungsgemäß bei fortschreitender Schizophrenie nicht erwartbaren, aber hier vorhandenen Charakteristika, wie Hang zur Ordnung, vielseitig berufliches Interesse mit brauchbaren Zukunftsplänen." Dieser Gutachter zweifelte also als erster an der Diagnose Schizophrenie.

Wir haben in unserem Gutachten aus den Akten 13 Schreiben zitiert, die Enz zwischen 1952 und 1961 an das Gericht geschrieben hat. Diese Schreiben bezeugen eine gleichmäßige Verzweiflung über seine dauernde Internierung und die Erfolglosigkeit seiner Anträge. Sie zeigen eine gleichbleibende Beurteilung seiner Tat. Er sieht ein, daß er dafür Strafe verdient hat, allerdings hebt er hervor, daß er im Affekt gehandelt hat. Gedanken, die darauf deuten, daß er die Situation wahnhaft verkannte und noch verkennt, bringt er in dem Schreiben nicht vor. An manchen Stellen der Schreiben befinden sich orthographische Fehler und stilistische Eigentümlichkeiten. Der Sinn all dieser Schreiben war: Er wollte erreichen, daß er aus der Internierung entlassen werde.

Beispiele:

Im Mai 1952 schreibt er: „Ich streite entschieden ab, daß ich einen Mord vorsätzlich begangen habe. Ich habe nicht auf meinen Schwiegervater geschossen. Seine Kopfverletzungen stammen aus Handgemenge, und zwar mittels Zuschlagen mit der Waffe in meinem Schlafzimmer, als ich über meinem Bett unterlag. Dieser Vorfall ist nicht vorbereitet gewesen, sondern war im Affekt geschehen. Wenn ich den Vorsatz zum Mord gehabt hätte, so würde ich am Morgen des 25. November um 11 Uhr bereits eine Waffe geführt haben. Dies war nicht der Fall, denn ich habe, nachdem mir der Zutritt verweigert wurde, bei dem Dreher G. A. meine Kleidung abgelegt und war unberührt von dem späteren Geschehen.“

Im Jahre 1954 richtete er an den Staatsanwalt eine Bitte um Entlassung: „Ich bin bereits über 2 Jahre untergebracht. Nicht in einer offenen Heil- und Pflegeanstalt, wie das vom Gericht ... verkündet wurde, sondern ich wurde nach meiner Verurteilung am 13. September 1952 nach G. ins Verwahrungshaus deportiert. Ich habe im Jahre 1951 eine Affekthandlung gehabt, die sich aus der Familienzwistigkeit und der Verweigerung meines Rechts entwickelte. Unter anderem wurde ich wiederholt angegriffen, so daß mir heute der Vorfall und das Leid bitter wehtut, daß ich damals selbst die Verfassung verlor. Es kann aber nicht angehen, daß man hier auf eine Allgemeingefährlichkeit schließt und mir nun nicht die Möglichkeit einer Bewährung gewährleistet. Ich habe einen Beruf erlernt, ich bin in der Landwirtschaft groß geworden und wohingehend ich auch trachte und strebe. Ich habe ja nun eine Härtezeit verbüßt und somit könnten Sie mich ja nach Hause schicken. Ich habe noch eine Heimat, wo ich evtl. wieder hinkommen kann, die mir auch vertrauen, so wie ich von Jugend auf war. Ich bin kein Verbrecher und war unbescholten. Man kann mir nichts Unrechtes bis z. Z. meines Ehelebens nachsagen. Ich habe mich ehrlich durch die Welt geschlagen. Ich will wieder heim. Oder gibt es keine Vergebung, Verzeihung? Ich habe mich in Braunschweig vorm Gericht korrekt benommen, ohne mich selbst schutzsuchend zu vergriechen, nach angeborener Redlichkeit, und erwarte nun heute, daß mir Lockerung gewährt wird, um wieder einmal mein Brot selbst durch meiner Hände Kraft und Können zu verdienen.

Fragt man mit der Bitte um Verlegung den zuständigen Arzt, so wird einem der Rat gegeben, das liegt in den Händen des Gerichts, womit ich mein Schreiben an Sie richte und bitte, wenn dem nicht entsprochen werden kann, um Verlegung nach Frankfurt a. M. Grund: Meine Angehörigen befinden sich in Hessen-Nassau, so daß ich hier selten und schwer Besuch erhalten kann, da sie alle berufstätig sind. Auch fühle ich mich gut und gesund."

Im Mai 1954 schrieb er auf die Ablehnung seines Gesuches: „Ich danke Ihnen für Ihr Antwortschreiben vom 21. April 1954, wonach ich laut Auskunft mich immer noch in einem Krankheitszustand befinden soll, so daß mein Lebensstand sich dem eines bürgerlichen Lebens nach nicht entspricht. Ich kann mir schlecht darüber ein Bild machen. ... ... und bedaure es, daß ich den § 51, 1 behalten habe. Mein Unterbringungsbeschluß in dieser Verfassung besteht zu Unrecht. Was mir widerfährt, ist trotz allen Wohlwollens eine Tröstung mit einer Hin- und Herschreiberei. *Schreibt man ans Gericht, dann heißt es, der Arzt — wendet man sich an den Arzt, dann heißt es, es liege in den Händen des Gerichtes.*" (Vom Referenten hervorgehoben!)

In einem Schreiben aus dem Jahre 1956 heißt es: „Ich bin im Jahre 1951 in Braunschweig straffällig geworden und habe mein Verschulden eingesehen. Ich nehme an, daß ich mich soweit gebessert habe, daß ich der bürgerlichen Gemeinschaft zugeführt werden kann, um ein ordentliches Leben zu führen." Auf die Ablehnung dieses Schreibens hin schreibt Enz erneut im Jahre 1956 u. a.: „Was mir passiert ist, verachte ich selbst und habe auch das volle Empfinden für das entstandene Leid beiderseits. Aber die Behandlung einer Unterbringung in eine Heil- und Pflegeanstalt G. Verwahrungshaus steht nicht im Einklang mit meinem offenen Benehmen gegenüber der Behörde und meinem Verhalten bei Ihnen. Ich schreibe an Sie offen und schreibe, wie ich denke, und nicht, wie man mit Dreck und Schmier, wie auch die Zeitung schrieb, belastet wird. Ich habe hier ... mit den besten Absichten selbst auch an meine geschiedene Frau zu schreiben und einen guten Weg zu suchen, das tut kein Verbrecher. Ich mußte aber auch erleben, daß man hier auf Deutsch derartig hergenommen wird, so daß man morgens zur Fisitte sich in einem gedrückten Zustand befand. Ich habe auch nur Nerven und keine Drahtseile in mir und keine Interessen aus einem persönlichen Leidensweg mich hinzüchten zu lassen. Ich habe keine Antisympathie zum Arzt, aber bitte um eine offene und freie Bewahrung und Gutachten."

Nach erneuter Ablehnung seines Gesuches heißt es in einem weiteren Schreiben: „Mein einziges Bestreben ist der Wille zur Arbeit und die Interessen für meine Tochter, die nun bereits 10 Jahre alt ist, sorgen zu dürfen. ... Ich bin weder gemeingefährlich noch habe ich nach meiner Ansicht Gefühl, ob mein persönlichen Zustand die Auffassung, daß ich mich nicht in das bürgerliche Leben einfinden könnte und ein anständiges und gesittetes Leben zu führen und dadurch dem Staate ein nützlicher Mensch zu werden. Meine Tochter wird nun bald mehr an Ausbildung und Erziehung benötigen, wofür ich sorgen möchte. Ich habe das Kind von seinem 3. Lebensjahr nicht mehr gesehen.

Was mich an ihr freut, ist, daß sie sehr gut lernen soll. Können Sie mich verstehen, daß ich im Ernst an meine Heimat und den mir zustehenden Pflichten denke? Ich würde Gott danken und allen denen, die über mich zu verfügen haben, mir einmal die Bewährung zukommen zu lassen. Ich bin in allem wohl etwas unbeholfen, und ich verspreche Ihnen, daß ich mit vollem offenen Herzen Ihnen, meine Herren Richter, heute geschrieben habe."

Sein Antrag wurde abgelehnt.

Am 18. September 1959 hielt Direktor H. im psychiatrischen Krankenhaus in G. eine bedingte Aussetzung des § 42 b ärztlicherseits für vertretbar. Ein entsprechender Antrag wurde abgelehnt. Daraufhin schreibt Enz u. a.: „Kein Mensch hat das Recht, mich einen Mörder zu bezichtigen. Keiner wird aus mir einen solchen machen. Auch nicht durch die zwangsläufigen Umstände. Wenn ich ein Verbrecher wäre, hätte ich vielleicht früher schon irgendeine gesetzeswidrige Handlung gehabt, und wo würden diese nachzuweisen sein? Ich war ein schuld- und schuldloser, ehrwürdiger Staatsbürger, habe in gleicher Weise für den Staat meinen Heeresdienst geleistet, fühle mich auch heute noch in der Lage, den meines Standes gemäßen Berufsaufgaben nachkommen zu können. Wenn mein Arzt oder ein Teil meiner Ärzte die Auffassung vertreten, ich sei krank oder in einem gewissen Grad krank gewesen, so kann das stimmen, denn ich bin kein Arzt, und meine Belange waren stets nur auf technischer Seite, wohingehend ich von jeher, und das liegt in der Familie, am stärksten interessiert bin. Wenn man mir diese Möglichkeit nimmt oder gar den Versuch dazu unterbindet, habe ich keine Möglichkeit, unter Beweis zu stellen, daß ich eine anständige Auffassung besitze. Ich bin der Auffassung, daß ich mich auch ohne Lenkung und Leitung im öffentlichen Leben zurecht finde, ohne einer anderen Person zur Last zu fallen. Habe früher in meinem Leben keine Unterstützung benötigt, und mich infolge meiner Bewegungsfreiheit emporgearbeitet. Meine Mutter war keine vermögende, und hatte ab 1928 nach dem Tode meines Vaters sieben Kinder zu bewirten. Ich danke für jede gutgemeinte wohlwollende Hilfe, aber sind denn die Mittel entscheidend für das Schicksal eines Menschen. Verzeihen Sie mir, ich kann nicht anders schreiben als es mir mein Gewissen vor Gott gibt."

Im Mai 1959 stellte Enz einen neuen Antrag auf Entlassung, der wenige Tage darauf ebenfalls abgelehnt wurde. Er schrieb darauf u. a.: „Als Mensch soll man verzeihen und vergessen können. Aber ich glaube, daß man dazu nicht Sinnes ist, und bereits 8 Jahre untergebracht bin und in meinem Beruf möchte."

Nachdem er einmal aus der Anstalt entwichen war, schreibt er im April 1961 dem Oberstaatsanwalt: „Ich teile Ihnen mit, daß ich am 12. April 1961 um 8.15 Uhr von hier aus dem Anstaltsgelände entwichen bin mit dem Ziel nach Hause. Auf dem Wege nach Frankfurt zum Taunus wurde ich an der Reichsautobahn nach Bad Nauheim zu von der Polizeistreife wieder aufgegriffen und mit noch einem Insassen nach hier zurückgebracht. Ich ging aus eigenem Triebe, um in meiner Heimat eine Arbeit aufzunehmen. Ich habe eine Tochter, die sich bei meiner Schwester befindet, und möchte dafür selbst aufkommen. Unter anderem belaufen sich die Unterbringungskosten bereits über 20 000,— DM, wovon einen Teil die Stadtverwaltung bezahlen mußte. Ich bin beruflich ausgebildet und nicht einseitig veranlagt. Innerhalb der Zeit, die ich untergebracht bin, habe ich das Bestreben und den Willen gezeigt, zu arbeiten, was ich auch hier innerhalb und außerhalb des Geländes getan habe. Man erlernt einen Beruf aus Neigung und Interesse. So kann man auf die Dauer seinem Willen nicht widerstehen. Ich fühle mich nicht als ein Mensch ohne Nutzen. Und in meiner Handlungsweise Ehrlichkeit ein aufrichtiger Sinn. Hiergegen kann auch ein Psychiater nichts tun und für meinen Weggang verantwortlich gemacht werden. Ich habe ein starkes Bestreben nach Selbständigkeit und eigenem Beschaffen und Unabhängigkeit. So stehen die Dinge bei mir nach einer langen Unterbringungszeit, die man sich häufig durch den Kopf gehen läßt."

Soweit die Auszüge aus den Briefen Enz' aus den Anstalten.

Die Schwester Enz', die im Jahre 1924 geboren ist, ist im Jahre 1949, also mit 25 Jahren, in ein Psychiatrisches Krankenhaus aufgenommen worden. Da uns ihr Zustand besonders interessierte, haben wir sie eine Zeit lang in unserer Klinik beobachtet und konnten nur die Diagnose bestätigen, daß es sich um eine typische, sog. schizophrene Krankheit handelt.

Wir haben Enz vom 5. November 1962 bis zum 13. Dezember 1962 in der Klinik beobachtet. Wir kamen zu folgender Beurteilung:

„Bisher wurde angenommen, daß Herr Enz an einer Schizophrenie leide. Diese Diagnose, die bei der ersten stationären Beobachtung des Herrn Enz in einer Nervenabteilung im Sommer des Jahres 1950 gestellt wurde, übernahmen alle Nachuntersucher. Die Annahme, daß Herr Enz an einer Schizophrenie leidet, würde nach Auffassung des bisherigen Gutachters zweifellos heißen, daß bei der Auslösung der

Krankheit und der pathoplastischen Ausgestaltung des Krankheitsbildes äußere Einwirkungen und Erlebnisse von Bedeutung sein könnten, daß aber im Grunde ein davon ganz unabhängiger Krankheitsvorgang im Gange sei, ein sog. schizophrener Prozeß. Der erste Gutachter in dem vorliegenden Strafverfahren hat auf die Krisenhaftigkeit der Situation z. Z. der Tat zwar hingewiesen, war aber aufgrund bestimmter Symptome der Meinung, daß das Entscheidende in einem von dem Lebensschicksal des Herrn Enz unabhängigen Krankheitsvorgang zu sehen sei. Von den späteren Gutachtern wurde die Diagnose Schizophrenie überhaupt nicht mehr angezweifelt. Es wurden auch keine differential-diagnostischen Überlegungen mehr angestellt. Während der erste Gutachter unter dem Eindruck bestimmter Symptome stand, hypochondrische Befürchtungen (das Gefühl, der Magen sei verbrannt), Vergiftungs- und Beziehungswahn, haben die späteren Gutachter ihre Diagnose darauf gestützt, daß Herr Enz im wesentlichen bei seiner Meinung über die damalige Situation blieb und daß er ein eigentümliches Wesen darbot. Einmal wurde auch die Äußerung des Herrn Enz, daß beim Reiben einer Wolldecke Elektrizität entstehe, im Sinne einer haptischen Halluzination gedeutet. Sicher hat bei dieser einhelligen Beurteilung des Enz, er leide an einer Schizophrenie, mit eine Rolle gespielt, daß seine Schwester Lina, die seit 1949 in einem psychiatrischen Krankenhaus untergebracht ist, unzweifelhaft an einer Schizophrenie leidet.

Demgegenüber ist folgendes einzuwenden: Die Symptome des Vergiftungs- und Beziehungswahnes und der damit zusammenhängenden hypochondrischen Befürchtungen sind aufgetreten z. Z. einer durch die lebensgeschichtlichen Umstände aufs höchste gesteigerten seelischen Spannung: von Mutter und Geschwistern isoliert, in seinen Hoffnungen enttäuscht, von der geliebten Frau und deren Eltern, mit denen er in eine enge Wohngemeinschaft gezwungen war, abgelehnt, steigerte sich die innere Spannung des Herrn Enz zur Verzweiflung und Wut. Vielleicht hat dazu, daß man das nicht richtig eingeschätzt hat, beigetragen, daß Herr Enz auch noch in dieser Situation ein äußerlich ruhiges und beherrschtes Verhalten zeigte. Wichtig ist aber für die Beurteilung des ganzen Falles, daß die Tat ganz offensichtlich nicht im wesentlichen durch wahnhafte Verkennungen der Situation motiviert war, sondern durch die Verzweiflung und Wut des Verschmähten, Alleingelassenen, Hilflosen. Daß es in einer solchen Situation auch zu einer wahnhaften Verkennung gekommen ist, z. B. zu dem Gefühl, von den anderen mit Gas vergiftet zu werden, ist als sog. abnorme Erlebnisreaktion, als paranoische Episode, durchaus verständlich. Ja, es wäre ja doch eigentümlich, wenn schizophrene, vom Lebensschicksal im wesentlichen unabhängige Symptome gerade und nur in einer solchen Situation sich gezeigt hätten.

Dieser Auffassung, daß es sich gar nicht um eine sog. Schizophrenie, sondern um eine lebensgeschichtlich begründete paranoische Episode handelte, entspricht auch der weitere Verlauf. Daß Herr Enz auch nachträglich sein wahnhaftes Mißtrauen nicht korrigierte, ist mit einer paranoischen Reaktion voll zu erklären. Bemerkenswert aber ist, daß nicht, wie man seinerzeit angenommen hat, eine Geisteskrankheit fortgeschritten ist, sondern daß Herr Enz heute, nach fast 12 Jahren, nach dem Ergebnis unserer Beobachtungen, nach dem Eindruck seiner Familie, übrigens auch nach dem Urteil des Gießener Psychiaters B., psychisch nicht krank ist. Seine Angehörigen sagen, er sei so, wie er früher war. In diesem Zusammenhang scheinen uns die zahlreichen Briefe, die er mit der Bitte, ihn zu entlassen und ihm eine Bewährung zu ermöglichen, geschrieben hat, charakteristisch. Er selbst faßt nachträglich seine Tat — und wir glauben, er hat damit recht — als eine Affekthandlung auf, die er bereut, deren Strafwürdigkeit er an verschiedenen Stellen seiner Schreiben und seiner Gespräche mit uns einsieht und zugibt.

Es ist immer wieder auf die eigentümliche sprachliche Ausdrucksweise des Herrn Enz hingewiesen, und diese als schizophrene Sprachstörung gedeutet worden. Dazu ist zu sagen, daß es sich bei seiner Sprechweise offenbar um den mißlungenen Versuch handelt, sich einer gehobenen Sprache zu bedienen, um gebildet zu erscheinen, wie es seinem Streben nach sozialem Aufstieg entspricht. Jedenfalls sind in den sprachlichen Absonderlichkeiten niemals psychotische Umdeutungen der Wirklichkeit zu erkennen.

Welche Bedeutung hat nun die Krankheit der Schwester — sie leidet ja zweifellos an einer Schizophrenie — für die Auffassung der Psychose (paranoische Episode) des Herrn Enz? Es ist immer aufgefallen, daß unter den Familienangehörigen von Schizophrenen eigentümliche, vor allen Dingen in ihren Beziehungen zu den Mitmenschen schwierige Menschen vorkommen. Auf dieser Erfahrung basiert die Konzeption des schizoiden Psychopathen von Kretschmer. Betrachtet man unter diesem Gesichtspunkt Herrn Enz, den besonders korrekten, ruhigen, strebsamen, sogar über seine Begabung hinaus strebsamen, an Heimat und Familie gebundenen, der durch die Liebe zu seiner Frau in die Fremde geraten ist, sich dort nicht behaupten und durchsetzen konnte und in dieser Situation in Wut und Verzweiflung in paranoische Verkennung getrieben wurde, so kann man ihn zweifellos zu den schizoiden Psychopathen rechnen und insofern kann man eine innere Beziehung seiner Wesensart zur Psychose seiner Schwester annehmen. Zwischen einem schizoiden Psychopathen, dem in einer schwierigen Lebenssituation das Hineingeraten in eine paranoische Episode widerfährt, und einem sog. schizophrenen Prozeß, der u. U. ohne äußeren Anlaß (so scheint es ja bei seiner Schwester Lina gewesen zu sein) in fortschreitende Wahnbildungen und Absonderlichkeiten des Verhaltens hineinführt, ist ein großer und bedeutsamer Unterschied. Gewiß gibt es bei vielen sog. schizophrenen Krankheiten vor allen Dingen im Beginn Vergiftungs- und Beziehungswahn und hypochondrische Befürchtungen, aber das gibt es auch bei vielen anderen psychischen Störungen, auch bei solchen, die mit schizophrener Erkrankung gar nichts zu tun haben. Wir halten es für sehr wahrscheinlich, daß die Psychose der Schwester Lina allzu leicht die Gutachter des Herrn Enz zu dem Schluß veranlaßt hat, seine Absonderlichkeit sei ebenfalls Ausdruck einer fortschreitenden Psychose.

In diesem Zusammenhang scheint uns noch folgendes erwähnenswert: In den Protokollen früherer psychiatrischer Untersuchungen und Begutachtungen fehlt u. E. ein eingehender Kontakt mit der Familie, mit dem Ziele, die ursprüngliche Wesensart des Herrn Enz und die Frage, ob er in den letzten 10 Jahren im Vergleich zu früher eine psychotische Wesensveränderung erfahren hat, zu klären. Für uns war jedenfalls der Kontakt mit der Familie und das, was durch diesen über die frühere Wesensart und den jetzigen Zustand des Herrn Enz zu erfahren war, von großer Bedeutung.

Stellt man sich auf den Standpunkt der bisherigen Gutachter, so muß man sagen, daß nach einem leichten schizophrenen Schub, der zur Anwendung des § 51 Abs. 1 StGB geführt hat, kein Fortschreiten der Krankheit sich eingestellt hat, daß also allein wegen der Krankheit eine Unterbringung des Herrn Enz in einem psychiatrischen Krankenhaus überflüssig ist. So wie wir Herrn Enz jetzt kennengelernt haben, bereut er seine Tat, wenn er es auch ablehnt, ein Mörder zu sein. Er korrigiert zwar nicht das ganze damalig bestehende wahnhafte Mißtrauen, er läßt die Dinge aber offensichtlich auf sich beruhen. Sein ganzes Streben ist darauf gerichtet, sich im Leben zu bewähren, es vorwärts zu bringen, auch um seinem Kind in seinem Fortkommen zu helfen. Daß sich eine Konstellation wiederholt, daß sich wieder ein lebensgeschichtlicher Konflikt entwickelt, wie damals, als er die Tat beging, ist so unwahrscheinlich, daß daraus allein die Notwendigkeit einer weiteren Unterbringung nicht gefolgert werden kann. Diese Überlegung trifft natürlich erst recht zu, wenn man im Unterschied zu den bisherigen Gutachtern der Auffassung ist, Herr Enz habe überhaupt nicht an einer sog. schizophrenen Prozeßpsychose gelitten, sondern es habe sich seinerzeit bei ihm um eine in erster Linie lebensgeschichtlich situationsbedingte, paranoische Episode gehandelt, die längst vorüber gegangen ist. Und dieser Auffassung sind wir. Wir sind auf alle Fälle der Meinung, daß der Beschluß, Herrn Enz gemäß §42 b StGB in einem psychiatrischen Krankenhaus unterzubringen, aufgehoben werden kann."

Aufgrund dieses Gutachtens wurde Enz im Jahre 1963 entlassen. Er lebt seitdem in seiner Heimat in O. Zuerst nahm er Arbeit in einer Holzfabrik an, verdiente aber wenig. Nach 3/4 Jahren bewarb er sich bei einem großen chemischen Industriewerk um Arbeit, weil er — wie er mir schreibt — sich bewußt wurde, daß sich bei seiner Tochter „gegenüber ihresgleichen wohnlich und in Bekleidung Rückständigkeit zeigte". Er wurde eingestellt und arbeitet seitdem in diesem Werk. 5 Jahre lang ging er jedes halbe Jahr zur Überprüfung seines Befindens auf das Gesundheitsamt in Frankfurt. Seit dem Jahre 1968 hält man das nicht mehr für notwendig. Er hat gelegentlich von sich hören lassen, z. B. zu Neujahr des Jahres 1964: „... Beste Neujahrswünsche sendet Ihnen und Ihren Mitarbeitern Josef Enz. Bin zufrieden und geht es gut, welches mein Wunsch Ihnen allen sein möge für das kommende Jahr."

Im Jahre 1968 kam wieder eine Karte: „Sehr geehrter Herr Professor Doktor Z.! Zu den Feiertagen wünsche ich Ihnen und Ihrer Familie alles Gute. Vor allem Gesundheit und hohes Alter. Sie sehen, daß ich auch Sie in meiner Erinnerung behalten habe. Der Alltag nimmt einen sehr in Anspruch und die Zeit läuft schnell hin. Mir und Tochter geht es gut. Habe vor einem Jahr das linke Auge verloren. Herzliche Grüße und alles Gute. Josef Enz."

Auf meine Rückfrage, wie es zu dem Verlust des Auges gekommen sei, kam ein ausführlicher Brief, in dem u. a. stand: „Nun zu meinem Unfall vom 2. Februar 1967 morgens 10 Uhr. Beim Demontieren in der Betriebs-Eigenüberwachung an einem Ventil 15 atü flog mir ein zunächst schmerzlos, unscheinbares winziges Eisenteilchen bei Uhrzeiger 5 Ring ins linke Auge. Wahrscheinlich eine Absplitterung vom Hammer oder Schraubenzieher. Es tanzte auf einmal ein schwarzer Punkt mit drei kleinen Piloten an eben genannter Stelle. Nach Befragen beim Arbeitskollegen sagte dieser: ‚Ei, das blutet ja! Gehe schnell zum Betriebsarzt.' Sofortige Überweisung zum Unfallarzt Herrn Dr. N. Nach Erklärung der Sachlage mit dem Hinweis, es kann entweder Holz- oder Eisensplitter sein, sagte dieser: ‚Nein, es ist nur ein Bluterguß! Ich schreibe Sie vorläufig krank, und kommen Sie am Montag wieder.' Verhalten: nicht lesen, nicht schreiben, alle 2 Std Tropfen nach Rezept eingeben. Seitlich flach legen, Fernsehen war erlaubt. Am 6. Februar, nachdem sich über Sonntag leichte Schmerzen einstellten, war das Auge zugezogen, schwarz — links versank die Welt. Am Montag, dem 6. Februar, sofortige Überweisung mit Taxi nach Frankfurt a. M. zu Herrn Professor Dr. L. Hier wurde ich sofort in Behandlung genommen, wahrscheinlich lag der Anruf schon vor. Der behandelnde Arzt, Frau Dr. D. (Türkin), 2 Röntgenaufnahmen. Die erste reichte nicht aus. Am Abend Operationstisch (Verband), Dunkelpunkt. Am 2. Tag wieder o.B. behandelt. Medikament: 5 Transfusionen Penicillin Spritzen 3 x täglich. Augenlicht Milchschleier ... Erkennung von Lampe. Nach 3 Wochen Operation (Infektion geht nicht zurück) wegen Erhaltung des 2. Auges Schrumpfung. Am 3. März wurde dann nach Einwilligung die Operation durchgeführt. Es war schrecklich so am Kopf und schmerzte. Am 1. März Entlassung. Die Welt war wieder verändert und befallen mit Angst im Stadtverkehr. Links rempelte ich an. Mit den Füßen stolperte ich und der Kopf ging schneller nach rechts, nach links. Kopfschmerzen, abends wie besoffen, an den Händen hält man sich mehr fest, als sonst. Das Schätzungsvermögen ist 2 Meter vor mir normal, dann aber greifen die Hände vorbei. Einmal krank gewesen linkes Auge. Beidseits am Kopf nach dem Hinterkopf ziehend". ... „Bis heute hat's nun wieder etwa 6 Monate gut gelaufen. Die Witterung und die Jahreszeit kann dabei eine Rolle spielen. Die Nerven vom Auge sind noch nicht abgestorben, denn oft erscheint es wie ein schwimmendes Fernsehbild. Alle möglichen Figuren, helle Lichtstriche, vor allem durcheinander. Art moderner Kunst. Meine Beurteilung: 25% feste Rente. Zu Herrn Dr. N. (dies ist der Arzt, der ihn zuerst behandelte, d. Ref.) gehe ich nie mehr. Er hat meinen Unfall bakatellisiert, und dann war es zu spät. Aber wenn man das immer gleich wüßte. Firma und Klinik trifft keine Schuld. Sonst, geehrter Herr Professor Doktor Z., geht es mir gut. Gesundheit, Zufriedenheit ist viel. Ich danke Ihnen für Ihren netten Brief und wünsche Ihnen und Familie alles alles Gute. Ihr Josef Enz."

Ich bat ihn dann, mich einmal zu besuchen. Und hörte von ihm am 15. Dezember 1968 brieflich: „Haben Sie herzlichen Dank für Ihren Brief. ... worüber ich mich natürlich sehr freute. Leider muß ich Sie um Entschuldigung bitten, daß ich Sie so lange auf Antwort warten ließ. Und zwar bin ich bis jetzt mit meiner Zeit noch nicht klar gekommen. Möchte Ihnen mitteilen, daß mir noch alter Urlaub zusteht, der im März zur Abgeltung kommen muß. Und dann werde ich Sie aufsuchen. Ihre beiden Briefe lagen bei mir noch offen oben und Sie können gewiß sein, daß ich mich schon gemeldet hätte. Ich mußte in letzter Zeit öfters über die Normalzeit im Betrieb sein. ... Nun haben wir hier einen neuen Faktor, wogegen wir kämpfen müssen: Der viele Schnee. Ich möchte Ihnen vorschlagen, sind Sie so freundlich und gedulten Sie sich bitte bis März. Dann komme ich gleich mit meiner Tochter besuchen. Vorher werde ich telefonische Verbindung mit Ihnen aufnehmen. Sind Sie damit einverstanden? Haben Sie nochmals herzlichen Dank für Ihre beiden Schreiben. Mit freundlichen und aufrichtigen Grüßen verbleibt Ihnen Josef Enz."

Nach vorheriger Anmeldung kam Enz am 29. April 1969 gemeinsam mit seiner Tochter. Die beiden hatten sich 1 Tag Urlaub genommen. Er sagt, es gehe ihm gut. Er arbeite noch im gleichen Werk und habe auch seine Tochter dort zur Arbeit untergebracht. Er lebe in seinem Heimatort in einem etwas baufälligen Haus seiner Mutter. Er sei gut eingerichtet. Er hat Kontakt mit seiner Familie. Mit seinem Geld kommt er gut aus. Ich bespreche noch einmal die Situation seines Unfalls mit ihm und es ist bemerkenswert, daß er den offensichtlichen Fehler des ersten Augenarztes auf sich beruhen ließ, weil ihm gesagt wurde und weil er auch einsah, daß ein Prozeß etwas Ungewisses sei.

In seiner „Leidenszeit" haben ihn im ganzen 5 Psychiater beurteilt. Rückblickend sieht er ein, daß man es mit dem § 51,1 gut mit ihm gemeint hat. Er glaubt aber nicht, daß er geisteskrank war. Er glaubt, daß er im Affekt gehandelt habe. Es seien 4 Elektroschocks bei ihm gemacht worden. Man habe das mit Gewalt vollzogen. Auch dagegen ist er nachträglich nicht querulatorisch eingestellt. Er hat nicht die Absicht, noch einmal zu heiraten. Er habe flüchtige sexuelle Beziehungen. Er scheue aber „das Joch der Ehe". Außerdem sei seine Vergangenheit doch eine Belastung. Zur Religion und Kirche habe er eine geordnete aber geringe Beziehung. Er geht nur an hohen Feiertagen in die Gottesdienste, auch seine Tochter geht mit ihm. Besondere Freude hat er an Reisen. Er hat in einer Fernseh-Lotterie 1000,— DM gewonnen. Mit diesem Geld hat er eine Reise in den Vorderen Orient gemacht, hat Athen und auch die Sonneninsel Rhodos besucht.

Die Tochter hat er vor 2 Jahren zu sich genommen, nachdem diese, in Mannheim im Monika-Heim untergebracht, eine Liebschaft mit einem offenbar unzuverlässigen Mann hatte. Sie war darüber verzweifelt und machte, als sie ein Ausgehverbot bekam, vor 2 Jahren einen Selbstmordversuch. Sie sprang aus dem 3. Stock des Monika-Heims heraus. Erstaunlicherweise zog sie sich nur eine leichtere Wirbelverletzung zu. Sie hat gar keine Beschwerden mehr. Seit dieser Zeit — seit 2 Jahren — lebt sie mit ihrem Vater.

Die Tochter selbst, die einen ruhigen und sachlichen Eindruck macht, sagt, es sei ein gutes Verhältnis zum Vater. Er habe viel für sie getan. Zum Beispiel habe er dafür gesorgt, daß sie den Führerschein machen konnte. Er habe ihr auch zu einem Auto verholfen. Sie ist verlobt mit einem Postangestellten in Königstein. Sie will noch in diesem Jahr heiraten. Zu ihrer Mutter, die inzwischen wiederverheiratet ist und 4 weitere Kinder hat, hat sie keine Beziehung mehr.

Zusammenfassung

Bis zu dem Zeitpunkt, als Enz seine Heimat mit 25 Jahren verließ, nachdem er aus Krieg und Gefangenschaft zurückgekommen war, hat niemand an seiner geistigen Gesundheit gezweifelt. Im Jahre 1947 ging er mit seiner späteren Frau nach Braunschweig und blieb dort die 4 Jahre bis zu der unglücklichen Tat im Jahre 1951. Die Ehe war bald, nachdem sie geschlossen war, nicht mehr harmonisch. Zwar kam im Jahre 1948 die Tochter zur Welt, aber Enz hat sich nie in die Familie seiner Frau eingelebt. Offenbar waren auch die Schwiegereltern mit dem Schwiegersohn von Anfang an unzufrieden. Man war mit seiner Arbeitsamkeit unzufrieden. Man brachte dem Stellenwechsel, den er vornahm, kein Verständnis entgegen. Vor allen Dingen entwickelte sich eine Meinungsverschiedenheit zwischen den Schwiegereltern und Enz insofern, als er das dringende Verlangen hatte, aus der schwiegerelterlichen Wohnung auszuziehen und einen eigenen Hausstand zu gründen, während sich die Schwiegereltern diesem Vorhaben widersetzten. Die Frau stellte sich auf die Seite ihrer eigenen Eltern. In dieser Zeit der krisenhaften Spannung kam es bei Enz zu Schlafstörungen und schlechtem Befinden. Man riet ihm deshalb, sich im Krankenhaus untersuchen zu lassen. Man soll in der Medizinischen Krankenhausabteilung eine „Magenverbrennung" festgestellt haben. Es handelte sich wohl um eine Gastritis. In ihm kam der Verdacht auf, daß man ihm etwas Giftiges ins Essen getan habe. Er dachte, die Schwiegermutter könnte das getan haben, um ihn zeugungsunfähig zu machen, damit nicht noch weitere Kinder auf die Welt kämen. In einer schlafgestörten Nacht in jener Zeit soll er das Fenster aufgerissen haben, weil er das Gefühl hatte, daß Kampfgiftstoffe in der Luft seien.

Aufgrund dieser offenbar ängstlich-mißtrauischen Mißdeutung der Umwelt dachte man schon im ersten Krankenhaus, in das er wegen seiner Störungen aufgenommen wurde, an eine beginnende Schizophrenie. Man geht wohl nicht fehl, wenn man bei dieser frühen Diagnose daran denkt, daß die Tatsache, daß seine Schwester wegen einer schizophrenen Krankheit seit Jahren in einer Anstalt untergebracht war, bei der Urteilsbildung eine Rolle spielte. Man folgerte, daß bald nach der Umsiedlung nach Braunschweig nach der Verheiratung ein schleichender schizophrener Prozeß eingesetzt habe, der alsdann während der Scheidung in ein akutes Stadium übergetreten sei. Auch wenn man anerkennen müsse, daß der Tat eine psychologische Entwicklung vorangegangen sei, so würden sich doch in ihrer Motivation verständliche, also gewissermaßen normale psychische Zusammenhänge mit solchen ausgesprochen krankhafter Natur verbinden. Krankhafter Natur sei vor allem die Grundlage des ganzen Konfliktes, der, soweit es Enz angehe, jedenfalls zum großen Teil auf Wahnvorstellungen paranoider Art beruhe. Solche Konflikte seien verhältnismäßig häufig. Sie hätten ohne die zugrunde liegenden Wahnvorstellungen des Enz nicht zu einer so schweren Reaktion führen können. Schließlich meinte der Gutachter auch noch, daß in dem Augenblick, als Enz wirklich von der Pistole Gebrauch machte, die Enthemmung und Willenszerrüttung seiner Persönlichkeit, die durch die Psychose gesetzt war, eine Rolle gespielt habe.

Von da ab wurde Enz als Schizophrener angesehen. Im Jahre 1955 wurde eine Pflegschaft errichtet, und da man sogar der Meinung war, eine Verständigung mit ihm über die Notwendigkeit der Einsetzung einer Pflegschaft sei nicht möglich (§ 1910 BGB), wurde die Pflegschaft gegen seinen Willen eingerichtet.

Bemerkenswert ist noch, daß in dem im Strafverfahren erstatteten Gutachten ausgesprochen wird, daß auch für die Zukunft die Allgemeinheit in hohem Grade durch ihn gefährdet sei, da seine Geisteskrankheit noch heute im Fortschreiten begriffen sei.

Zustand und Verhalten Enz' blieben dann in den Jahren seines Anstaltsaufenthaltes ungefähr gleich. Seine Anträge auf Entlassung und auch solche Anträge des Bruders wurden abschlägig beschieden mit der jeweiligen Begründung, die Geisteskrankheit bestehe noch weiter und im Falle einer Entlassung sei er gefährlich. Unter den Gründen, die dazu geführt haben, daß man an der Diagnose 11 Jahre lang festhielt, wurde in erster Linie immer wieder angeführt, daß er keine Krankheitseinsicht habe. Es heißt mehrmals, zeitlich habe er wohl einen Abstand gewonnen, aber nicht inhaltlich. Das, was man also von ihm erwartete, als Zeichen seiner Genesung, war eine ausdrückliche Erklärung, daß er in der Zeit der Ehescheidung in der Tat geisteskrank gewesen sei, daß, wie es in dem einen Gutachten heißt, die Grundlage des ganzen schweren Ehekonfliktes, seine auf der Geisteskrankheit beruhenden Wahnvorstellungen gewesen seien. Dazu konnte sich Enz nie entschließen. Für eine solche Stellungnahme sah er wohl mit Recht keinen Grund. Verschiedentlich vermuten die Gutachter, daß er dissimuliere, d. h. daß er verschweige, daß er auch jetzt noch halluziniere, insbesondere Stimmen höre, wonach man ihn gefragt hatte. Ferner wurde sein Gesamtverhalten als Zeichen einer schizophrenen Affektstarrheit angesehen. Schon bei seiner ersten Vernehmung am Tage der Tat, in der er gesagt hatte, daß er seine Tat bereue, wurde der Vermerk gemacht, daß er einen ruhigen Eindruck machte daß er nicht erregt war, auch über seine Tat keine Reue *gezeigt* habe. (Dies, obwohl er ausdrücklich gesagt hatte, daß er die Tat bereue!)

Sicher ist die Sprechweise des Enz auffällig. Es ist auffällig eine Diskrepanz zwischen seiner Bildung und seiner Orthographie. Zweifellos ist auch die Art seines sprachlichen Ausdrucks auffällig, so wenn er seinen Schwiegereltern vorwirft, er habe immer alles tun sollen, was sie wünschten, und die Situation mit der Formulierung schildert: „Die Gesetze sind aus dem Naturverlauf des Lebens entwickelt. Und somit dürften wohl dem die Pflichten zufallen, der das Recht für sich in Anspruch nimmt!" Ein Gutachter hat aus derlei Formulierungen auf einen aufgelockerten Gedankengang geschlossen, d. h. auf Lockerung der Assoziationen, wie sie seinerzeit Bleuler als Grundstörung für schizophrene Krankheiten angenommen hat.

Man schloß aus der Diagnose, die man aus derlei Symptomen ableitete, daß es sich um einen fortschreitenden Krankheitsprozeß handle. Erst im Jahre 1962 heißt es in dem Gutachten von Dr. B., der 39jährige Mann sei eine Persönlichkeit, deren Vermögen, psychischen Belastungen kompensatorisch auszugleichen, gering ist. Dagegen ließen sich „kaum Symptome der bekannten Geisteskrankheit massiv herausstellen“. Hinzu kämen die erfahrungsgemäß bei fortschreitender Schizophrenie nicht erwartbaren, aber hier vorhandenen Charakteristika wie Hang zur Ordnung, vielseitige berufliche Interessen mit brauchbaren Zukunftsplänen. Dieser Gutachter zweifelte als erster an der bisher gestellten Diagnose.

Dieser Zweifel an der Diagnose hat sich im Verlauf der vergangenen 6 Jahre, in denen Enz in Freiheit gelebt hat, bestätigt. Er ist zur Gewißheit geworden. Von einer fortschreitenden Geisteskrankheit kann gar keine Rede sein. Enz hat sich seit seiner Entlassung geordnet verhalten; er hat sich selbst Arbeit gesucht, hat sich in seiner Arbeit bewährt. Er hat einen Unfall erlitten. Dabei kam es wohl sicher durch das Versehen eines Arztes zu einem vielleicht vermeidbaren Verlust des Auges. Das hat er auf sich beruhen lassen wegen der Ungewißheit eines Prozesses. Er hat nichts von querulatorischen Neigungen bei dieser Gelegenheit gezeigt. Das Vergangene lastet auf ihm. Er hat nicht die Absicht, wieder zu heiraten, offenbar, weil nach dem, was er erlebt hat, die Ehe ihm nur als ein Joch erscheint, das der Heiratende auf sich nimmt. Er hat sich aber um seine Tochter gekümmert, hat sie zu sich genommen, hat für sie gesorgt und sie gefördert. Die Tochter ist ihm dafür in angemessener Weise dankbar.

Interessant ist der Suizid-Versuch der Tochter. Offenbar geschah dieser im Zustand einer akuten Verzweiflung und Empörung, in einem Zustand also, der mit der Verzweiflung und Empörung, in der Enz im Jahre 1951 seine Straftat beging, eine gewisse Ähnlichkeit hat.

Kennt man Enz genauer, hat man öfter mit ihm gesprochen, so fällt eine gewisse betonte Korrektheit auf und ein Mangel der das Gespräch begleitenden Mimik. Ich halte das für eine Variante normalen Verhaltens, wie sie übrigens auch bei der Tochter zu sehen ist. Diese Variante eines normalen Verhaltens ist offenbar von früheren Gutachtern als ein Symptom einer in schizophrener Weise veränderten Psychomotorik aufgefaßt worden.

So ist es auch mit der Sprache. Ich glaube, daß diese sprachlichen Auffälligkeiten eine individuelle physiognomische Variante sind, vielleicht zu erklären aus seinem Verlangen, sich sozial empor zu arbeiten und sich einer dementsprechenden Sprache zu bedienen.

Was als Kritik an der bisherigen Diagnose aber wohl in erster Linie hervorzuheben ist, ist dieses: Der akute psychotische Zustand, der Enz dazu brachte, daß er seine Situation wahnhaft verkannte, war auch dann, wenn man sich auf den Boden der damals üblichen psychiatrischen Diagnostik stellte, gar kein schizophrener Prozeß, sondern eine paranoische Reaktion. Wenn der Gutachter, der Enz im Strafverfahren begutachtet hat, der Konfliktsituation, in der sich Enz in der Familie seiner Frau befand, eine nebensächliche Bedeutung beimißt, weil derartige Situationen unter Menschen nichts so Ungewöhnliches seien, das Verhalten Enz' indessen außergewöhnlich, daher offensichtlich endogen psychotisch, so ist dem das folgende entgegen zu halten: Wenn in einer Versammlung, die bei großer Hitze in einem Saal mit verbrauchter Luft stattfindet, ein Mensch in Ohnmacht fällt, so kann man den Zusammenhang zwischen schlechter Luft, Hitze, Menschenansammlung und Ohnmacht nicht deshalb für bedeutungslos halten, weil nicht alle anderen oder viele der Teilnehmer an der Veranstaltung in Ohnmacht gefallen sind.

Der Fall Enz hätte als Beispiel in meiner Arbeit über das Schizophrenie-Problem angeführt werden können unter denjenigen Fällen, die ich als Krisen auf dem Lebensweg beschrieben habe. Es heißt dort: „Schließlich, aber keineswegs in letzter Linie, gibt es eine nicht geringe Zahl von Fällen, in denen sich das Syndrom des sog. paranoiden Verfolgungswahns in verschiedener Ausprägung so unverkennbar im Durchschreiten einer lebensgeschichtlichen Krisensituation entwickelt, daß in der Krisenhaftigkeit der Situation die entscheidende Bedingung für das Auftreten der Psychose (also auch für ihr Dasein) gesehen werden muß." [5a] In der zitierten Arbeit heißt es weiter, daß die krisenhafte Situation nicht immer leicht zu durchschauen sei. Ich habe in diesem Zusammenhang von einer Achillesferse gesprochen. Bei Enz ist es nicht schwer, die Krisenhaftigkeit seiner Situation zu durchschauen. Er, der an die Heimat und seine Familie eng Gebundene, ist durch die Liebe zu seiner späteren Frau damals zu dem für ihn nicht als solches durchschaubaren Wagnis veranlaßt worden, in die Fremde zu gehen. Da fühlte er sich nicht geborgen unter vertrauten Menschen, die ihm wohlwollten — er war es wohl auch nicht —, und so kam es zu dem Wandel, den spezifisch empfindsame Menschen in einer solchen Situation erfahren können: Die vertrauten Menschen werden zu Feinden, die sichernde Rangordnung ist in ihrem Wesen in Frage gestellt. Man fühlt sich nicht geborgen, sondern beeinträchtigt und verfolgt. In meiner Arbeit über die Daseinsordnungen [5b] heißt es dazu: „Die Speise, in der ungestörten Ordnung eine wesentliche Konkretisierung des pflegenden Wohlwollens im Geben und Empfangen, wird zum Gift. Auch die Atmosphäre, die Luft, kann vergiftet sein . . . Die soziologische Bedeutung von Atmosphäre und Speise, von Appetit und Hunger, muß hier in erster Linie bedacht werden." Ferner: „Das Private ist öffentlich preisgegeben." So war es bei Enz. Er merkte an der Arbeitsstelle, daß die schlechten Verhältnisse von zu Haus seinen Kollegen bekannt waren. Der Fall Enz hätte zur Exemplifikation der anthropologischen Gedanken, die ich in meiner Arbeit über die Daseinsordnungen entwickelt habe, dienen können. Was er in der Zeit seiner Scheidung durchmachte, der Zustand, in den er geriet, in dem er die Tat beging, war nicht ein psychotischer Prozeß, der unabhängig von seinem Leben auftrat und fortschritt und nur scheinbar — wie frühere Gutachter es meinten — mit seiner Lebenssituation zusammenhing, sondern es war eine psychotische Episode, eine Krise auf dem Lebensweg, wie ich es genannt habe. Diese Auffassung ist dadurch über allen Zweifel

[5a] a. a. O., S. 380
[5b] a. a. O., S. 310

erhaben und bestätigt, daß für den Unvoreingenommenen auch heute nach 18 Jahren nichts von Psychose oder psychotischer Wesensveränderung zu sehen ist. Seine Verwandten finden, daß er so ist, wie er immer war. Er ist tüchtig im Beruf, seiner Tochter ein guter Vater und verhält sich auch in schwierigen Lebenslagen besonnen und vernünftig. Der erste, der ihn richtig beurteilt hat, der nichts von schizophrenem Defekt fand, der darauf hinwies, daß sein Hang zur Ordnung, sein vielseitiges berufliches Interesse und seine brauchbaren Zukunftspläne mit der Diagnose einer fortschreitenden Schizophrenie nicht übereinstimmen, war der Gießener Psychiater Dr. B. Die Tragik dieses Lebens liegt darin, daß Enz, abgesehen von der psychotischen Entgleisung, als seine Achillesferse getroffen wurde, ein im Sinne unserer heutigen Kultur besonders brauchbarer, tüchtiger und strebsamer Mensch ist, und daß man ausgerechnet ihn als gemeingefährlichen Geisteskranken aus der Gesellschaft ausschloß.

Schließlich scheint mir auch folgendes bemerkenswert. Enz selbst hat sich durch alle die Jahre hindurch richtig beurteilt. Er hat seine Tat bereut, hat sie darauf zurückgeführt, daß er im Affekt die Fassung verloren hatte. Er hat auch mit guter Kritik seine fast ausweglose Internierungssituation geschildert, wenn er schreibt: „*Wendet man sich an das Gericht, so wird man an den Arzt verwiesen — wendet man sich an den Arzt, verweist man einen ans Gericht.*“ Mit differenziertem Urteil gibt er zu, daß man es gut mit ihm gemeint habe, indem man ihm den § 51 zubilligte. Die dauernde Internierung indessen als gefährlicher Geisteskranker, dessen Geisteskrankheit fortschritt, hat er immer abgelehnt. Und damit hatte er Recht, obwohl seiner Meinung die Gutachten vieler Psychiater widersprachen.

Er ist einmal entwichen. Das war aber nicht seine Methode, in Freiheit zu kommen, wie es die Methode des artistischen Pseudologen war. Er geriet auch nicht in dauernde Empörung, die sich in lautem Schimpfen Luft machte, wie der eigensinnige Schwabe. Seine Methode war es, seine Meinung immer wieder unermüdlich mit entsprechenden Argumenten und Eingaben vorzutragen.

4. Der Fall Straffmann

Der Patient Josef Straffmann, der in meiner Klinik im Jahre 1960 begutachtet worden ist, war damals 50 Jahre alt. Er ist im Jahre 1910 als ältestes von 4 Kindern in bescheidenen wirtschaftlichen Verhältnissen in Worms geboren. Sein Vater war Lokomotivführer, er hat im Jahre 1960 noch gelebt. Er war ein ganz humorvoller, vitaler, lebenstüchtiger Mensch. Die Mutter, die im Jahre 1936 starb, war eine sehr mütterliche, aber empfindsame und streng religiös-gläubige Frau. Einer der Brüder fiel im letzten Weltkrieg, eine Schwester ist unverheiratet geblieben, einer seiner Brüder ist verheiratet, hat 3 Kinder und lebt als Zahnarzt in der Pfalz. Über psychische Krankheiten in der Familie ist nichts bekannt.

Herr Straffmann war als Kind von mädchenhaft scheuem, zurückhaltendem Wesen. Er liebte keine wilden Ausgelassenheiten. Er hatte ein besonderes Interesse für technische Berufe, so daß er erst Ingenieur werden wollte. Wohl einem stillen Wunsche seiner Mutter folgend entschloß er sich jedoch, nach dem Abitur, das er im Jahre 1929 ablegte, mehr gefühlsmäßig als aufgrund rationaler Erwägungen zum Theologie-Studium und ging 1930, also mit 20 Jahren, auf ein Jesuiten-Noviziat in Feldkirch im Vorarlberg. Dort wurde er im Jahre 1932 im zeitlichen Zusammenhang mit Exerzitien erstmals psychisch auffällig. Er glaubte sich homosexuellen Annäherungsversuchen seines Novizenmeisters ausgesetzt, zu dem er sich selbst hingezogen fühlte. Er beschäftigte sich, unter starken sexuellen Spannungen stehend, z. B. mit Fragen, ob nicht homosexuelle Beziehungen unter katholischen Priestern erlaubt und offiziell erwünscht wären. Es kam aber offenbar darüber hinaus damals auch zum Auftreten ängstlich wahnhafter Befürchtungen, nämlich daß seine Mutter gestorben sein könnte, die zu Hause in Worms lebte. Er glaubte, an ihrem Tode schuldig zu sein, weil er, wie er sagte, geistig Unzucht mit ihr getrieben habe. Straffmann selbst kann sich heute nicht mehr an Einzelheiten aus der damaligen Zeit erinnern. Sein Bruder weiß zu sagen, daß er tatsächlich an den Tod seiner Mutter glaubte und sie im Sarg habe liegen sehen. Nachdem man ihm aufgrund seiner Erkrankung, die eine nervenärztliche Behandlung damals notwendig machte, nahegelegt hatte, das Noviziat zu verlassen und Weltpriester zu werden, weil er Halluzinationen gehabt hatte, kehrte er niedergeschlagen nach Hause zurück.

Im Jahre 1932 begann er dann ein Theologie-Studium am Priesterseminar in Mainz, das bis Ostern 1938 dauerte. Einige Monate nach dem Tode seiner Mutter mußte man ihn im Frühjahr 1937 in die Heil- und Pflegeanstalt der Barmherzigen Brüder in Saffig bringen, wo er 3 Monate lang verblieb. Aus dem Krankenblatt über die damalige Zeit ist folgendes zu entnehmen: „Am 13. März 1937 war er zum Diakon geweiht worden. Einen Tag später bereits begannen wieder seine nervösen Störungen. Er führte dies auf folgendes zurück: An diesem Tage sei ihm im Seminar ein Jesuitenpater aus Feldkirch begegnet, der ihn an Früheres erinnerte. Es kamen ihm wieder in den Sinn die Tage der Exerzitien und besonders die Betrachtung der ewigen Hölle. Er konnte es nicht verstehen, daß Christus Menschen geschaffen habe, die für ewig — für Millionen oder Milliarden Jahre — in der ewigen Hölle brennen sollten. Er stellte darauf dem Novizenmeister die Frage: Gibt es eine ewige Hölle? Der Novizenmeister habe ihm geantwortet: ‚Nein, das gibt es nicht. Ich habe immer geglaubt, Sie hätten einen klaren Kopf und wären früher selbst darauf gekommen.'" In den folgenden Tagen hätten sich bei ihm Zwangs- und Spannungsgedanken besonders sexueller Natur eingestellt. Dann wieder habe er den Novizenmeister als den Heiligen Johannes angesehen, einen anderen als Petrus und auch Beziehungen zu Christus entdeckt.

Weiter heißt es in der Krankengeschichte: „Er macht diese Angaben nur sehr zögernd. Er bittet, sie als streng vertraulich zu behandeln. Er wollte nicht in die Öffentlichkeit, nicht vor Gericht. Er wolle nicht den Priesterstand beschämen, lieber seinen Rock ausziehen und dann einfacher Steinklopfer werden. Er glaubte damals auch, daß man irgendwelche Versuche im Krankenhaus mit ihm mache." Rückblickend erklärte er uns, daß er damals wieder das Gefühl hatte, man wolle sich homosexuell ihm nähern und ihn verführen, kurz bevor man ihn in die Heilanstalt brachte. Es muß dahingestellt bleiben, ob solche Annäherungsversuche tatsächlich erfolgten. Man diagnostizierte: „Psychopathie mit Zwangsvorstellungen, Erschöpfungszustand." Aufgrund seiner zweiten Erkrankung wurde ihm von der bischöflichen Behörde nahegelegt, in seine Laisierung einzuwilligen, weil man ihn aus gesundheitlichen Gründen nicht mehr weiter weihen könne.

Nach seiner Entlassung aus der Klinik setzte er das Theologie-Studium aber nochmals fort und beendete es im März 1938. Seine Hoffnung, man würde ihn doch noch zum Priester weihen, erfüllte sich in den nächsten Jahren nicht. Einige Monate arbeitete er in der Redaktion einer konfessionellen Zeitschrift. Kurze Zeit darauf gab er diese Stellung wieder auf, wieder weil er sich homosexuellen Annäherungversuchen ausgesetzt fühlte.

Bis zu seiner Aufnahme in der Landesheil- und Pflegeanstalt am 8. April 1940 folgte dann offenbar eine Zeit, in der Straffmann selbst unsicher und planlos, im Stillen wohl immer auf seine Priesterweihe hoffend, herumreiste, um bei ihm bekannten Theologen geistigen Beistand zu erhalten und Rat, was er zukünftig beginnen sollte. Nur kurze Zeit half er dem Pfarrer am Wohnort seines Onkels. Danach las er Korrektur in Druckschriften einer Ordensgesellschaft in der Nähe von Augsburg. Er besorgte dabei auch die Sakristei. Ende *Dezember 1939* erließ das Generalvikariat des Mainzer Bischofs die Verfügung, wodurch Straffmann in den Laienstand versetzt wurde. Damit fielen auch die finanziellen Zuschüsse fort, die man ihm bis dahin gewährt hatte.

Am 8. April 1940 erfolgte seine Aufnahme in ein psychiatrisches Krankenhaus, nachdem er während einer Eisenbahnfahrt die Notbremse gezogen hatte. Diese Fahrt hatte er mit einem ihm bekannten Pfarrer gemeinsam unternommen. Er hatte den Pfarrer vorher aufgesucht, wobei diesem seine psychische Verwirrtheit aufgefallen war. Er wollte ihn in ein Kloster nach Bensheim bringen, um von dort aus weitere Hilfe für den Verwirrten zu suchen. In dieser Anstalt blieb Straffmann über ein Jahr. Am 24. Juni 1941 wurde er in ein anderes psychiatrisches Krankenhaus weiterverlegt, in dem er 19 Jahre lang verblieb, bis er im Jahre 1960 zur Begutachtung zu uns kam.

Bei der ersten (1940) Aufnahme bestand bei ihm eine psychotische Verwirrtheit und Erregung. Er betete laut vor sich hin oder kniete und küßte den Boden, stieg auf Stühle oder Tische und hielt Ansprachen religiösen Charakters. Zu anderen Zeiten wieder war er vollkommen in sich gekehrt, sprang ganz plötzlich im Bett hoch, schrie: „Die haben unseren Führer ermordet“, sah mit großen entstellten Augen um sich, war sehr ängstlich, zitterte am ganzen Körper, stöhnte vor innerer Erregung vor sich hin, erklärte, man möge ihn erschießen oder auch lebenslänglich zu Kerker verurteilen. Er sei nämlich ein Sünder, und einer schließlich müsse für die anderen das Opfer bringen, sonst sei die ganze Menschheit verloren und es ginge dem Weltende entgegen. Er fühle es in sich, daß er dazu auserwählt sei, für die Menschheit den Tod, den erlösenden Tod, zu sterben. Im gleichen Atemzug bittet er wieder, man möge ihm eine Soldatenuniform geben und ihn zum Soldaten machen. Er wolle ein treuer Soldat des Führers sein. Mit Rom stimme es nicht. Er fühle es, er wisse es von oben her. Er wisse dies ganz bestimmt, und er habe deswegen schon schwere innere Kämpfe zu bestehen, Kämpfe, die ihn vollkommen aufreiben würden, und es sei ein vernichtender Kampf, den er in sich zu führen habe.

In der Folgezeit, bis etwa zum Jahre 1955, finden sich in den Krankenblättern Vermerke über Erregungszustände, bei denen Straffmann unruhig und laut war, sich faxenhaft verhielt, manchmal der Situation nicht angepaßt erscheinende Witze machte. Zu anderen Zeiten führte er theatralische Reden oder machte segnende Gebärden einmal küßte er in ekstatischer Verzückung die Wände. 1945 und 1946 ist vermerkt, daß bei dem Kranken Gehörhalluzinationen bestehen würden, ohne daß nähere Erläuterungen darüber erfolgen, auf welche

Angaben und Beobachtungen der Untersucher sich stützte. Aus dem Jahre 1948 stammt ein Vermerk, daß Straffmann mit Kot und Urin unrein gewesen sein soll, auch ohne daß über die näheren Umstände Angaben gemacht sind. Vom gleichen Untersucher stammt der Eintrag, Herr Straffmann würde plötzlich aus dem Bett aufstehen und auf jemanden einschlagen, auch hier ohne Erwähnung der Umstände, unter denen dies geschah. 1952 wird erwähnt, daß Straffmann einmal während einer Auseinandersetzung mit einem Krankenpfleger diesen auf den Kopf schlug.

1955 wird erwähnt, daß seit langen Monaten eine gewisse Stabilisierung und Beruhigung im Krankheitsgeschehen eingetreten sei. Im Jahre 1956 kommt es offenbar noch einmal zu einer vorübergehenden Erregung, bei der Straffmann äußerte, die Ärzte hätten einen Schockapparat aufgestellt, um ihn einzuschüchtern. Im gleichen Jahr bezeichnet er sich auf dem Absender eines Briefes: „Seiner Eminenz dem Hochwürdigen Herrn Joseph Kardinaldiakon Straffmann, Internierungsgefangener." Er schreibt auch in einem Brief an den Kultusminister von Rheinland-Pfalz, daß er ursprünglich in die Anstalt nicht als Patient, sondern zur Pflege kranker und verwundeter Soldaten gekommen sei. Der Bischof von Mainz würde ihn mit Hilfe der Ärzte, die ihn im Grunde für ganz gesund hielten, seit 10 Jahren in der Anstalt festhalten. Im gleichen Brief bittet er um eine Anstellung als Studienrat an einer Höheren Schule. An seine Eltern schreibt er im gleichen Jahr, daß Papst Pius XII. ihm die Würde eines Kardinaldiakons verliehen habe, daß er ewig Priester sei. 1957 bittet er in einem Schreiben an den Anstaltsdirektor diesen, daß er sich um seine priesterlichen Rechte kümmern solle und ihm eine standesgemäße Wohnung und Pflege sowie ein Extrazimmer besorge. In einem Brief an seine Eltern, in dem er die Bitte um Aufnahme in ihrem Hause vorbrachte, schreibt er im nächsten Jahr wiederum, daß der Bischof von Mainz ihn ursprünglich zur Betreuung kranker und verwundeter Soldaten in dieses Krankenhaus gebracht habe. Er unterschreibt diesen Brief mit den Worten „Straffmann, Pfarrer". Er erwähnt auch Amtsbrüder, die ihn verspottet und seiner Rechte beraubt hätten und ihn bestehlen würden, wo sie nur könnten. Im Dezember 1959 schreibt er in einem Brief an einen Freund in Darmstadt, der sich offenbar bei einem Rechtsanwalt für seine Entlassung bemühen sollte, es gehe ihm jetzt weder um eine Beurlaubung noch um seine Entlassung, sondern um eine Festigung seines Gesundheitszustandes als Voraussetzung dafür, daß man ihm die Priesterweihe erteile und dann eine Seelsorgerstelle anvertraue. Der Freund sollte dem Rechtsanwalt seine Gedanken über eine standesgemäße Sustentation und seine Anerkennung der priesterlichen Weihegegebenheiten und des Rechtes, sie auszuüben, u. a.

darlegen. Noch im Januar 1960 wiederholt er in einem Brief, der sich bei der Krankengeschichte befindet, die Meinung, er sei nur zum Sanitätsdienst in die Anstalt gekommen und dann dort geblieben.

Im Jahre 1959 bemühte sich Straffmann um seine Entlassung. Ein diesbezüglicher Antrag von ihm wurde aufgrund eines Gutachtens, das am 10. September 1959 erstattet war, abgelehnt. Nach diesem Gutachten litt Straffmann an einem schizophrenen Defektzustand. Zur Begründung dieser Diagnose wurde über sein Verhalten folgendes ausgeführt: „Er bezeichnete sich als Bischof von Mainz, hielt verworren pathetische Reden, war zu anderen Zeiten stumpf und in sich gekehrt, antriebsarm, verkroch sich in sein Bett, hatte dann wieder schwere Erregungszustände oder ausgeprägte Gehörshalluzinationen und verkannte Personen. Er wurde erneut unruhig, war läppisch, zerfahren, gestikulierte, kotete sich ein und wurde auch im Urin unrein. In bizarrer Theatralik machte er segnende Gebärden, war laut und störend." Weiter heißt es in dem Gutachten, in den folgenden Jahren sei die schizophrene Erkrankung unaufhaltsam fortgeschritten. Seit einiger Zeit verhalte er sich zwar im allgemeinen verhältnismäßig ruhig, aber es bestehen mangelnde Krankheitseinsicht und gewisse Sendungsideen unverändert fort, z. B. die krankhafte Auffassung, er sei ursprünglich nicht als Patient, sondern zur seelsorgerischen Betreuung hiesiger Patienten eingeliefert worden. Trotzdem äußerte er sich zeitweise zynisch über die katholische Kirche und ihre Institutionen. Von Zeit zu Zeit falle der Kranke durch pathologische Querelen auf, wobei er sich schriftlich an Behörden und Personen wendet, um zu erreichen, daß die ihm vermeintlich widerfahrene Ungerechtigkeit beglichen und er in ein angemessenes seelsorgerisches Amt eingeführt werde.

Es wurde auch der Verdacht zum Ausdruck gebracht, daß er zu homosexuellen Handlungen neige. Das Gutachten kommt zum Schluß, Straffmann müsse weiterhin in einer geschlossenen Psychiatrischen Krankenhausabteilung verwahrt werden. Er sei nicht in der Lage, die erhebliche Einbuße im Bereich seiner gesamten geistigen Leistungsbreite zu erkennen und einzuschätzen. Er werde aufgrund seiner geistigen Defektivität und seiner Verschrobenheit und seiner Einsichtsarmut mit an Sicherheit grenzender Wahrscheinlichkeit verwahrlosen. Außerdem könne Straffmann aufgrund seiner querulatorischen Neigung gemeingefährlich werden.

Nach den Ausführungen dieses Gutachtens und nach dem Studium der uns vorliegenden Krankenblattaufzeichnungen waren wir über die Erscheinung Straffmanns, als er im Jahre 1960 zu uns in die Klinik zur Begutachtung kam, überrascht. Er begegnete uns unaufdringlich und still, machte den Eindruck eines gepflegten, wohlerzogenen, etwas selbstunsicheren Menschen. Die Weichheit seiner Körperbewegungen, seine Art zu sprechen, sein kleinschrittiger trippelnder Gang, wirkten feminin. Er war körperlich in guter Verfassung, mittelgroß, etwas korpulent. Als man in längerem, ihm offenbar ungewohntem Gespräch versuchte, seine Lebensgeschichte und die Hintergründe seiner damaligen Krankheit von ihm zu erfahren, soweit sie ihm bekannt sind, ist er erstaunt. Er spricht sich dann aber bereitwillig über sein Leben und seine Situation aus.

Liebevoll spricht er über seine Eltern. Er schildert genau seine Beziehungen zu seinen Geschwistern. Erbittert ist er gegen seinen lebenden Bruder, weil er sich von ihm nicht verstanden und unterstützt fühlt. Während er seine alleinstehende Schwester entschuldigt, der es nach seinen Schilderungen schwer zu fallen schien, ihn während seiner 20jährigen Unterbringung im psychiatrischen Krankenhaus gelegentlich zu besuchen. Nicht nur bei der Schilderung seiner inneren Einstellung den nächsten Angehörigen gegenüber, sondern auch, wenn Straffmann über die Zeit seines langen Krankenhausaufenthaltes spricht, oder aus der Art, wie er einem einfach im Gespräch begegnet, kommt zum Ausdruck, daß man es nicht mit einem affektiv verflachten Menschen zu tun hat, für den man ihn offenbar bisher gehalten hatte, sondern daß er durchaus natürlich empfindet, verständlicherweise verbittert und ablehnend reagiert und eher von besonders empfindsamer, leicht verletzbarer Wesensart ist.

Er berichtet, daß er sich stets schüchtern und gehemmt Mädchen und Frauen gegenüber vorgekommen sei. Er konnte sich nie in diese verlieben und spürte, wie er meint, kein Bedürfnis nach sexuellen Beziehungen zum anderen Geschlecht, das ihn sexuell indifferent ließ. Er hatte während der Pubertät in stärkerem Maße onaniert und litt auch später während seiner theologischen Ausbildung zeitweise unter sehr quälenden sexuellen Spannungen, die ihn immer in innere Konflikte und Kämpfe stürzten. Eher als von Mädchen fühlte er sich von hübschen und kräftigen Jungen angezogen. Auch im späteren Leben blieb eine Neigung zu homoerotischen Bindungen bei ihm bestehen.

Seine innere Haltung und seine intellektuelle Begabung drücken vielleicht einige Sätze aus, die er während der Beobachtung in der Klinik formulierte. So schrieb er: „Heute gedenke ich pietätvoll des verstorbenen Heiligen Vaters Pius XII., der heute seinen Geburtstag feierte und auch gewählt wurde am gleichen Tage. Neben seiner souveränen geistigen Haltung verehrte ich sehr auch seine tiefe Frömmigkeit und seinen felsenfesten Glauben. Er ist mir auch deshalb so lieb, weil er 12 Jahre in Deutschland weilte und den Deutschen besonders nach dem Weltkrieg 1914—1918 tatkräftig zur Seite stand und sich auch vor und nach dem zweiten Weltkrieg wohlwollend um Deutschland bemüht hat." An anderer Stelle wendet er sich, wohl aus Enttäuschung darüber, daß seine Ausbildung im Jesuitenkolleg in Feldkirch schon im Beginn gescheitert war, gegen die Societas Jesu mit den Worten: „Keineswegs will ich diese damit verdammen (gemeint ist die Societas Jesu). Ich verwerfe nur ihre Gerissenheit und bedaure die päpstliche Ohnmacht, die den Papst ja nur noch zum Repräsentanten der Kirche werden läßt, während in Wirklichkeit diese die Weltkirche regieren und bestimmen. Es gibt auch in der Societas Jesu feine, edle Menschen, deren redlicher Charakter und deren feinfühlige Seelenhaltung begeistern können, die aber in der gelobten Treue lebenslänglich unter diesem Geist zu leiden hatten, da man durch jahrelange Schulung in ihnen den vielfach getadelten Ordensstolz großgezogen hat und sie selbst es vielleicht aus Furcht vor Verfolgung zu offenem Bruch nicht kommen lassen wollen. ... Gewiß mache ich mich mit solchen Äußerungen wenig beliebt. Ich fürchte aber in meiner Haltung nicht Tod und Teufel, sondern liebe die Wahrheit, verteidige die Souveränität der ständigen kirchlichen Autorität..." Als Leitspruch für seine Zukunft formuliert er die Worte „Mut oder Demut wäre etwa das Thema für eine zukünftige Lebensgestaltung. ... Da es, wie es mir scheint, hier aufgrund der ärztlichen Untersuchungen und eingehenden Bemühungen nicht ganz aussichtslos erscheint, daß ich durch das psychiatrische Gutachten bzw. Obergutachten die so lange Jahre geopferte Freiheit wiedererlangen kann, so wäre es wünschenswert, ohne allzu hoffnungsvolle Pläne zu schmieden, dennoch für die Zukunft das Auge offen zu halten, ob es mir nicht möglich wäre, etwa in eine wenigstens doch das tägliche Brot sichernde Tätigkeit zu kommen."

Rückblickend sagt Straffmann im Jahre 1960, daß er in den Jahren 1931, 1937 und 1940 jeweils gesundheitlich erschöpft zusammengebrochen sei. Er vermutet, daß ihm die Nerven durchgingen. Er versucht, sich sein Schicksal „mit irgendeiner geistigen, psychischen oder physischen Schwäche" zu erklären. „Vielleicht ist das so in der Göttlichen Vorsehung begründet gewesen." Allerdings war er auch noch im Jahre 1960 davon überzeugt, daß er in G. tatsächlich die Stimme des Papstes gehört habe, die ihm kurze Warnungen oder Kommentare zuflüsterte wie z. B.: „Herr Straffmann, Sie verlieren ja Ihren Glauben!", oder „Nein, er gibt den Schlüssel nicht her." Der Papst habe ihm in die Matratze des Bettes, in dem er in G. schlief, hineintelephoniert. Dadurch bekam er zu Ohren, daß etwas über ihn in der Zeitung stehen würde, oder daß er z. B. Kirche und Gott beleidigte, als er versuchte, über kirchliche Behörden trotz seiner erfolgten Laisierung seine Priesterweihe zu erbitten. Vom Papst habe er auch in G. den

Wink bekommen, sich als Kardinal auszugeben, gewissermaßen aus Protest gegen die Jesuiten. Mit dem Tode des letzten Papstes hätten diese Zusprüche aufgehört.

Erbitterte und haßerfüllte Äußerungen richtete er gelegentlich gegen die ihn bisher behandelnden Ärzte. Er begründet dies mit dem Gefühl, nicht verstanden und ungerecht behandelt worden zu sein.

Heute sei er sich darüber im klaren, daß die bischöfliche Entscheidung über seine Laisierung endgültig sei. Daran sei nicht mehr zu rütteln. Wenn er in den letzten Monaten noch immer wieder einmal die Forderung nach seiner Priesterweihe erhob, so habe er eigentlich „nur aus den Verhältnissen der Unfreiheit heraus so revolutionär geschrieben, gedacht und gesprochen." Er wisse heute natürlich, daß er als kranker Patient in das psychiatrische Krankenhaus eingewiesen worden sei. Ein homosexuelles Erlebnis im Jahre 1940, das er mit einem Mitpatienten hatte, sei ihm damals wie eine „symbolische Priesterweihe" vorgekommen. Es mußte dahingestellt bleiben, ob sich dieses Erlebnis nicht lediglich in seiner Phantasie abspielte. Jedenfalls sah er hierin die Berechtigung sich Pfarrer zu nennen, obwohl er durch die bischöfliche Behörde schon laisiert worden war.

In längeren Gesprächen äußerte Straffmann unter großer Zurückhaltung merkwürdige Ideen: Er glaubt allen Ernstes, die Weihe eines katholischen Bischofs spiele sich unter homosexuellen Riten ab. Aus verschiedenen Bibelstellen liest er Aufforderungen zu homoerotischer Liebe heraus. So z. B. aus der Abendmahlsrede im Johannes-Evangelium: „Dies ist mein Gebot, daß Ihr einander lieb habt, wie ich Euch geliebt habe." Er glaubt auch, Christus habe seine Jünger eindeutig zum homosexuellen Verkehr mit ihm aufgefordert und liest dies z. B. aus dem folgenden Bibelzitat heraus: „Wer mein Fleisch ißt und trinkt mein Blut, der bleibt in mir und ich in ihm."

Während seines Aufenthaltes in unserer Klinik zu seiner Begutachtung im Jahre 1960 war sein Verhalten vollkommen geordnet. Er war hilfsbereit, half z. B. in der Küche und beim Austeilen des Essens, schloß sich schnell anderen Patienten an und las mit ihnen in der Bibel. Er verhielt sich stets still und bescheiden, ohne aufzufallen. Von kurz dauernden Beurlaubungen, die er zu Besuchen seines alten Vaters oder Bekannter verwandte, kam er pünktlich zurück, ohne daß wir von auffallendem Verhalten außerhalb der Klinik hörten. Er bekam Besuch von einem früheren Studienkollegen, einem Pfarrer aus der Pfalz. Dieser erklärte sich auch bereit, Straffmann bei sich aufzunehmen, sofern seine Entlassung in Erwägung gezogen würde. Er wollte ihn dann zunächst in seiner Pfarrei beschäftigen, für seinen Lebensunterhalt sorgen und ihm später behilflich sein, eine Stellung zu finden.

In der zusammenfassenden Beurteilung kamen wir im Jahre 1960 zu folgendem Ergebnis: Die Schwierigkeiten, die sich im Leben Straffmanns ergaben und ihn in psychiatrische Kliniken brachten, gründen sich im wesentlichen auf eine krankhafte konstitutionelle Anlage, sein empfindsames Wesen, seine homoerotischen Neigungen und auf eine vermutlich letzten Endes für ihn ungünstige Berufswahl. Seine mädchenhafte Empfindsamkeit ließ ihn schon als Kind ausgelassene Spiele meiden. Krankhafte Übersteigerung dieser Empfindsamkeit zeigte sich später an den gesundheitlichen Zusammenbrüchen, die gerade immer zu Zeiten auftraten, in denen er sich besonderen äußeren oder inneren Belastungen ausgesetzt sah, z. B. während anstrengender religiöser Exerzitien oder kurz nach seiner Diakonatsweihe, so daß er sich dann gleich immer in psychiatrische Behandlung begeben mußte. Seine homoerotische Neigung, über die er nur zurückhaltend spricht, scheint wiederholt beim Ausbruch der psychischen Störungen eine Rolle gespielt zu haben. Er hatte dann das Gefühl, man würde ihm homosexuelle Angebote machen, wobei wohl zu vermuten ist, daß ihn eher die eigene entsprechende Neigung täuschte. Die Berufswahl traf er gegen den Rat seines Vaters. Vermutlich wäre sein Leben erfolgreicher verlaufen, wenn er seiner Begabung entsprechend einen technischen Beruf gewählt hätte, der ihn weniger in seelische Konflikte gebracht hätte.

Heute macht Herr Straffmann den Eindruck eines harmlosen, biederen, unaufdringlichen Menschen. Faßt er Vertrauen, so kommt sein weichherziges gutmütiges Wesen zum Vorschein. Seine geistigen Interessen und die Form, in der er seine Gedanken zum Ausdruck bringt, weisen darauf hin, daß wir es nicht mit einem intellektuell anspruchslosen Menschen zu tun haben. Eine aufrechte und achtenswerte innere Haltung klingt in manchen Sätzen an, die im Gutachten zitiert sind.

Wenn der Vorgutachter von einer „erheblichen Einbuße im Bereich seiner geistigen Leistungsbreite“ und von einer „geistigen Defektivität“ spricht, so könnte das so mißverstanden werden, als ob bei Herrn Straffmann ein Schwachsinn im Sinne einer Demenz vorliege. Das ist sicher nicht der Fall. Die mangelhafte Zielstrebigkeit und Stetigkeit selbst bei einer einfachen Beschäftigung im psychiatrischen Krankenhaus, Konflikte und Spannungen mit Ärzten, Pflegepersonal und Mitpatienten, anspruchsvolle Forderungen nach Verbesserung der Bedingungen seiner Unterbringung in der Anstalt, das gereizte aggressive Verhalten, die der Vorgutachter bei Herrn Straffmann besonders hervorhebt und derentwegen er seine Entlassungsfähigkeit in Zweifel zieht, hängen unserer Meinung nach zum großen Teil mit den Bedingungen des jahrzehntelangen Anstaltslebens zusammen, an das sich Herr Straffmann offensichtlich nicht gewöhnen konnte, so daß sie nicht als eigentliche Krankheitssymptome zu werten sind. Vielmehr ist zu berücksichtigen, daß Herr Straffmann die ganze Zeit z. B. kein Zimmer für sich allein haben konnte und auch so gut wie nie aus der Anstalt beurlaubt war. Die behandelnden Ärzte und zugleich der Vorgutachter waren der Meinung, daß er im Falle der Entlassung sogar gemeingefährliche Handlungen begehen könnte. Diese Sorge wird nicht näher begründet und hat in der Vorgeschichte keinen rechten Grund. Daraus, daß es während des langen Anstaltsaufenthaltes gelegentlich zu Konflikten mit Mitpatienten und Pflegepersonal kam — wie es dazu kam, ist im einzelnen nicht bekannt —, kann auf ein gemeingefährliches Verhalten wohl sicher nicht geschlossen werden. Daß, wie der Vorgutachter meint, im Entlassungsfall „ständig querulatorische Umtriebe" zu befürchten sind, erscheint uns durchaus möglich, insbesondere weil Straffmann den Wunsch nach seiner Priesterweihe noch immer nicht aufgegeben zu haben scheint. Ob diese querulatorischen Tendenzen so erheblich sind, daß sie Grund sein könnten, gegen seinen Willen ihn in einem psychiatrischen Krankenhaus unterzubringen, müßte sich in einer probeweisen Entlassung erweisen. Bescheidene Zukunftspläne, die er für den Fall seiner Entlassung vorbrachte, nämlich als Bibliothekar, vielleicht in einem Verkehrsbüro oder z. B. bei der Straßenbahn seinen Lebensunterhalt zu verdienen, scheinen für seine Fähigkeit zu sprechen, seine heutigen Möglichkeiten in der Gesellschaft der realen Situation angepaßt richtig zu beurteilen.

Diagnostisch vertraten wir in unserem Gutachten die Auffassung, daß es sich bei Straffmann um eine Psychose aus dem schizophrenen Formenkreis gehandelt habe und im Hinblick darauf, daß Straffmann an der Realität halluzinatorischer Erlebnisse z. Z. der Begutachtung noch festhielt, um einen sog. schizophrenen Defektzustand. Zu dieser diagnostischen Einordnung ist nachträglich im Hinblick auf das Thema dieser Schrift zu sagen, daß die diagnostische Einordnung nicht wichtig ist. Wie schon zuvor gesagt, bedeutet die Diagnose Schizophrenie mancherlei und daher nicht viel. Vor allem aber gibt es viele sog. Schizophrene, die in Freiheit leben. Der Vieldeutigkeit der Diagnose pflegt man heutzutage gewöhnlich Rechnung zu tragen, indem man eben von einer Psychose aus dem schizophrenen Formenkreis oder von einer Randpsychose spricht. Ich glaube, man soll auf derartige diagnostische Einordnungen nicht zuviel Gewicht legen. Wichtig ist, was wir über die Persönlichkeit ausgesagt haben und über die konfliktreiche lebensgeschichtliche Situation, über die Krisen, die Straffmann auf seinem Lebensweg durchschreiten mußte. Früher hätte man wohl weniger monoton, als das heute der Fall zu sein pflegt, von Wahnbildung bei einem Degenerierten (Birnbaum) gesprochen oder von einer Labilität des Persönlichkeitsbewußtseins (Bonhoeffer). Dies vor allem deswegen, weil eine dauernde psychotische Änderung des Wesens bei Straffmann nicht festgestellt werden kann und weil in den akuten sog. psychotischen Zuständen Gemütserregungen mit einem Hineinsteigern in wahnhafte Vorstellungen, die er späterhin z. T. wieder korrigierte, eine Rolle spielten. Alles dieses psychotische Geschehen muß auf dem Hintergrund der deutlich abnormen Persönlichkeiten Straffmanns, seiner differenzierten Intelligenz, seiner lebhaften Phantasie, der Weichheit seines Charakter, der Komplikation durch seine homoerotische Neigung und der hohen Anforderungen seines erstrebten geistlichen Berufes gesehen werden.

Viel wichtiger als diagnostische Einordnung erschien uns auch seinerzeit die gutachtliche Entscheidung darüber, ob Straffmann wirklich, wie der Vorgutachter es gemeint hatte, ein verwahrlosungsgefährdeter und gemeingefährlicher Geisteskranker sei, oder ob man wenigstens den Versuch seiner Entlassung unternehmen konnte. Wir haben uns zu einem solchen Versuch entschlossen. Der Entlassungsversuch sollte im Hinblick darauf, daß Straffmann 19 Jahre lang nicht mehr in der Freiheit gelebt hatte, vorsichtshalber mit der Auflage verbunden sein, daß er sich in regelmäßigen Abständen zu einer Nachuntersuchung in der Klinik zeigte. In dieser Weise wurde er im März 1960 aus der Klinik entlassen bzw. beurlaubt.

Inzwischen sind 10 Jahre vergangen. Im März 1969, ich hatte mich brieflich nach seinem Ergehen erkundigt, schrieb mir Straffmann das folgende: „Ihren freundlichen Brief vom 5. habe ich dankend erhalten. Daß Sie sich noch immer an mich erinnern können, hat mich sehr gefreut. Mit zeitweisen Erkältungserscheinungen, besonders in den Übergangszeiten vom Winter zum Frühling und auch im Spätjahr habe ich zwar zu leiden, aber im allgemeinen ist mein Gesundheitszustand zufriedenstellend. Daß mich die Kirche nicht mehr in ein Amt einsetzen und in Dienst nehmen will, das wurde mir bei meiner Entlassung aus den psychiatrischen Krankenanstalten klar. Doch sorgt sich die Diözese Mainz wohl um meine Existenzgrundlage und meinen Unterhalt. Ich habe noch immer einen monatlichen Sustentationsbetrag. Seit 6 Jahren arbeite ich hier in Frankfurt a. M. und konnte in dieser Zeit bei Stadt und Staat, bei Banken und Versicherungen, bei Verkehrsbüros und auch einmal bei einer pharmazeutischen Großhandlung, oft allerdings nur befristet und als Aushilfe, eine befriedigende, oft auch eine gut bezahlte Betätigung finden. Ich arbeite z. Z. bei einer Ferien- und Urlaubs-Appartements-Organisation in der G.-straße, die im In- und Ausland Hotels und ganze Urlaubsdörfer verwaltet und unterhält. Es gefällt mir sehr gut. Es war wohl am klügsten, sine ira et studio von der Kirche unabhängig eine Verwendung irgendwie und irgendwo in der Öffentlichkeit zu suchen und zu finden. Was meine Wohnung angeht, so habe ich mir im Laufe der Jahre allerlei Dinge angeschafft, so daß ich es auch wagen konnte, mir am 1. Oktober 1968 eine bescheidene Einzimmerwohnung in der Innenstadt zu mieten und mit dem Notwendigen einzurichten. Sie werden staunen, wenn Sie hören, daß ich auch angefangen habe, mir in einer vom Wohnraum getrennten Küche vieles selbst zuzubereiten. Zwar bin ich noch lange kein Meisterkoch, man spart aber Zeit und Geld und kann sich das, was man gern hätte, nach Geschmack und der Größe des Appetits herrichten. Meine beiden Eltern sind innerhalb eines Monats 1966 gestorben." (Der Vater hatte wieder geheiratet, mit der Stiefmutter stand er in gutem Verhältnis.) „Mit Studienfreunden und Kursgenossen — einige sind in der Nähe von Frankfurt a. M. im Amt — habe ich etwas Kontakt. Offenbach-Biber, Haarheim, Sprendlingen usw. Pfarrer R. in A. bei Worms, der mich seinerzeit als Gast im Pfarrhaus aufnahm, besuchte mich seither in allen meinen Untermieterwohnungen. Auch im Vorjahr war er mein Gast in der R.straße, wo ich bei der Mutter eines mir befreundeten Bankbeamten von der Deutschen Bank wohnte. Im April bin ich mit den noch lebenden Mitabiturienten des Jahrgangs 1929 zu einer 40-Jahr-Feier nach Worms eingeladen. Ob ich hinfahren soll?!

Lassen Sie mich bitte wissen, wann Ihnen ein Besuch lieb wäre. Eine kleine Wiedersehensfeier bei Ihnen würde mich sehr freuen. Indem ich Ihnen für alle Ihre Mühen, Ihr Verständnis und Ihr Wohlwollen, das Sie für mich aufgebracht haben, wieder einmal von Herzen Dank sage, bin ich mit freundlichen Grüßen und guten Wünschen für Ihr ferneres Wohlergehen hochachtungsvollst Ihr Straffmann."

Der Patient besuchte mich verabredungsgemäß. Er zeigte natürliche Wiedersehensfreude. Sein Verhalten war zutraulich, aber gemischt mit einer gewissen Scheu und Zurückhaltung. Offenbar führt er ein Leben als kleiner Angestellter. Er wechselt oft die Stellen. Er verkehrt in homosexuellen Kreisen, er nennt auch die Namen verschiedener Lokale in Frankfurt, die als homosexuelle Lokale bekannt sind. Er berichtet auch, daß er vor einem Jahr mit 300,— DM wegen Beleidigung eines 19jährigen bestraft worden sei. Etwas Genaueres über dieses Vorkommnis ist von ihm nicht zu erfahren. Daß er Beziehungen mit alten Freunden pflegt, fand ich durch ein Gespräch mit dem Pfarrer in einem kleinen Pfälzer Ort bestätigt, der sich seit seiner Entlassung aus der Anstalt immer fürsorglich um ihn gekümmert hat, und der sein Leben verfolgt, ihm gelegentlich, wenn es notwendig ist, auch mit etwas Geld hilft. Dieser Pfarrer weiß auch von der Bestrafung wegen Beleidigung des Jugendlichen. Die Freundschaft mit diesem Pfarrer stammt aus der gemeinsamen Studienzeit. Der Pfarrer berichtet noch, daß Straffmann leicht aufbrausend sei, das sei auch der

Grund, weshalb er gelegentlich plötzlich die Stelle verlasse und eine andere suche.

Bei dem Gespräch, das ich mit ihm hatte, kam ein gewisses ängstliches Mißtrauen darin zum Ausdruck, daß Straffmann zwischenhinein lächelnd fragte, ob hinter meinem Interesse für ihn nicht möglicherweise stecke, daß ich von irgendeiner Seite gefragt worden sei, wie man einen solchen Menschen wie ihn eigentlich in Freiheit herumlaufen lassen könne. Ob ich nicht möglicherweise dafür sorgen solle, daß er wieder in eine Anstalt kommt?

So hat der heute 59jährige eine Form des Lebens am Rande der Gesellschaft gefunden: Er verdient seinen Lebensunterhalt im wesentlichen selbst; er hat sich eine kleine Wohnung eingerichtet, er hält Kontakt mit alten Freunden und Bekannten. Er verkehrt in homosexuellen Lokalen. Im Grunde ist er wohl nirgends richtig zu Hause.

In den ersten beiden Jahren nach der Beurlaubung aus der Klinik kam es noch zu mancherlei Konflikten. Er kam auch freiwillig vorübergehend wieder in die Klinik. Er versuchte irgendwo in Institutionen der katholischen Kirche eine Tätigkeit zu bekommen. Während eines vorübergehenden Aufenthaltes in unserer Klinik kam es, weil er von einer Ärztin wegen seiner offensichtlich homosexuellen Tendenzen zur Rede gestellt wurde, zu einem Erregungszustand, es kam zu einer vorübergehenden Einweisung in ein psychiatrisches Krankenhaus; von da aus wurde er in ein konfessionelles Krankenhaus verlegt und bald wieder aufgrund unseres Gutachtens und seines geordneten Verhaltens entlassen.

Seitdem sind nunmehr 8 Jahre vergangen.

Zusammenfassung

Sicher ist von entscheidender Wichtigkeit, daß Straffmann von Jugend auf ein abnormer Mensch war. Er hatte nie eine erotische Beziehung zum weiblichen Geschlecht, sondern war von jeher homosexuell eingestellt, was auch in seinem äußeren Gebaren, das einen ausgesprochen femininen Charakter trug, eine Bestätigung fand. Wie wir in unserem Gutachten schon ausgeführt haben, ist es ferner für die Schwierigkeiten seines Lebens wohl sicher von großer Bedeutung gewesen, daß er nicht entsprechend seiner Begabung einen technischen Beruf erwählt hat, sondern, von der frommen Mutter beeinflußt, katholischer Geistlicher werden wollte. Die für diesen Beruf notwendige Stabilität des Charakters und die darin begründete Fähigkeit, auch starke

Anforderungen an das Gemütsleben zu ertragen und zu bestehen, besaß er nicht. Er erlebte Enttäuschungen, die er nicht zu verwinden vermochte. Seine Wahnideen bezogen sich hauptsächlich darauf, daß er noch Priester und daß seine Laisierung nicht erfolgt sei, wobei es zu einer eigentümlichen Verbindung dieser katathymen Wahnbildungen mit seinen homoerotischen Neigungen kam. Waren die Gemütserregungen abgeklungen, so sah er das meiste, aber nicht alles, als krankhaft an, was er während der Erregung gewähnt hatte. Die Grenze zwischen dem, was er korrigierte und dem anderen, an dem er festhielt, z. B. die Idee, daß der Papst in der Anstalt in direkter Verbindung mit ihm gestanden habe, war fließend. Wir haben das in unserem Gutachten so ausgedrückt, daß er auf der einen Seite Einsicht hat, gewissermaßen aber auf einer anderen Ebene, unfähig zur Resignation entsprechend der Wirklichkeit, davon träumte, daß er doch Priester sei. Typisch für diese Unsicherheit ist es, daß er in den ersten Zeiten nach seiner Entlassung aus der Anstalt gelegentlich die Kleidung eines Priesters trug. Er kam auch zu uns in die Klinik einmal mit Kragen und einem schwarzen Einsatz bekleidet, so daß man ihn für einen Pfarrer halten mußte. Auf einen ermahnenden Hinweis hin beseitigte er diese irreführenden Kleidungsstücke sofort mit einem einsichtigen Lächeln.

Was die Internierungsbedürftigkeit Straffmanns angeht, so ist dazu folgendes zu sagen: Sicher war es richtig, daß man ihn in akuten Erregungszuständen in einem psychiatrischen Krankenhaus unterbrachte. Er hatte seine Freiheit verloren. Nach Abklingen der Erregung indessen hätte man ihn sicher sogar leichter als nach 19jähriger Internierung unter Einsatz sozial-psychiatrischer Betreuung in ein Leben in Freiheit hineinführen können. Von einer Selbstgefährdung kann man eigentlich nicht sprechen. Denn wie aus seinem Verhalten hervorgeht, hat er auch heute noch das lebhafte Verlangen, eine selbständige Existenz sich zu verschaffen, wobei er sich in ganz natürlicher Weise auf die Hilfe anderer, ihm nahe stehender Menschen stützt. Einer besonderen Überlegung im Sinne der Gemeingefährlichkeit bedarf die Tatsache, daß er infolge seiner homosexuellen Veranlagung seinerzeit im Sinne des § 175 straffällig hätte werden können, indessen wegen seiner psychischen Krankheit dann den Schutz des § 51 in Anspruch nehmen, und für seine strafbaren Handlungen gar nicht zu bestrafen gewesen wäre. Alsdann wäre natürlich die Frage aufgetaucht, ob er nicht doch gleichsam als gemeingefährlicher Geisteskranker aufgrund des § 42 StGB in eine Anstalt hätte eingewiesen werden müssen. Dazu ist aber zu sagen: Wenn Straffmann im Sinne des § 175 straffällig geworden wäre, so wäre das mit allergrößter Wahrscheinlichkeit nicht anders zu beurteilen gewesen wie die Straftat irgendeines anderen Homosexuellen. In diesem Zusammenhang ist es natürlich interessant, daß er in dieser Art und Weise vor etwa einem Jahr straffällig und mit einer Geldstrafe bestraft worden ist. Die kurzschlüssige Argumentation, es handle sich bei Straffmann um einen defekten Schizophrenen, der für alles, was er läßt und tut, nicht verantwortlich ist, deshalb auch wegen einer homosexuellen Straftat nicht bestraft werden kann, ist abzulehnen. Auch ein sog. Schizophrener kann straffällig werden, ohne daß seine Straffälligkeit irgend etwas mit seiner Psychose zu tun hat. Um so mehr gilt dies für die eigentümliche Psychose Straffmanns, die nicht zu einem Persönlichkeitsdefekt geführt hat; so wie er den Ermahnungen seiner Freunde, auch unseren Ermahnungen in gewissem Maß gefolgt ist, so ist auch durchaus anzunehmen, daß die Strafe, die ihm auferlegt wurde, ihren Sinn auch als Warnung für die Zukunft nicht verfehlt hat.

In den 8 Jahren, in denen Straffmann in Freiheit lebt — gewiß als eine Randexistenz der Gesellschaft —, hat sich gezeigt, daß er auch in den 20 Jahren zuvor richtig verstanden und richtig betreut sicher die meiste Zeit hätte in Freiheit leben können.

Zusammenfassende Betrachtungen

Einleitung

Diese kritische Schrift darf nicht als eine polemische mißverstanden werden. Handelte es sich bei den mitgeteilten Schicksalen sog. Geisteskranker um nichts anderes als um die Folgen individuell falscher Beurteilungen, um Fehler also, die einzelnen Kollegen unterlaufen sind, so hätte ich das sicher nicht zum Anlaß genommen, diese Fälle zu publizieren, um sie polemisch an die Glocke zu hängen. Fehler unterlaufen jedem Menschen, sie sind auch mir unterlaufen und sie werden überall, zu allen Zeiten, gemacht. Das kann man einfacher in Erinnerung rufen ohne empirische Belege.

Anders ist es, wenn Grund zur Annahme besteht, die Fehler seien nicht lediglich individuelle Verfehlungen, sondern vielmehr Fehler auch infolge unserer kulturellen Gewohnheiten im Denken und Handeln, in unseren Fällen derjenigen kulturellen Gewohnheiten, mit denen wir den psychisch Gestörten Hilfe bringen und die Gesellschaft vor den Störungen durch die Gestörten bewahren wollen. Ich glaube, daß es so ist, und es scheint mir, daß die dargestellten Fälle dazu einiges Lehrreiche beitragen können.

Zu bedenken ist dabei das allgemeine, daß gewiß die kulturellen Gewohnheiten von Menschen geschaffen sind und von ihnen auch getragen werden, daß aber die Menschen auch von der Kultur, in die sie hineingeboren und von ihren Institutionen geformt und in ihrem Denken und Handeln bestimmt werden, also gleichsam umgekehrt von dieser, der Kultur, getragen werden. So geschieht es z. B. auch den in den großen psychiatrischen Krankenhäusern zumeist Jahrzehnte lang tätigen Ärzten. Sie sind von diesen Institutionen weitgehend geprägt. Die Mehrzahl von ihnen sieht nicht die unzeitgemäßen Mängel der Einrichtungen mit kritischer Reflexion. Man ist im allgemeinen zufrieden, man verlangt für die Zukunft und man hofft von ihr Besserung, aber eben nur eine Besserung des Alten, und keine wahrhafte Erneuerung. Mit den Gesetzen hat man sich eingerichtet und man praktiziert die Psychiatrie, die man einmal gelernt hat. Wäre es nicht so, müßten doch gerade von unseren großen psychiatrischen Krankenhäusern die Impulse gekommen sein zur Entwicklung moderner sozialpsychiatrischer Institutionen. So ist es in den letzten Jahrzehnten aber doch nicht gewesen.

Kulturen wandeln sich von Epoche zu Epoche. Was in einer Kultur als schön gilt, gilt in der anderen als häßlich, was in der einen selbstverständlich ist, ist in der anderen unmöglich. Wir leben heute in einer kulturell sich gewaltig wandelnden Welt. Nicht alle Bereiche des Lebens werden überall und zugleich von diesem Wandel erfaßt. In diesem Sinne glaube ich, daß hierzulande die praktizierte Psychiatrie und ihre Institutionen in vielem rückständig sind, daß sie den Wandel, der sich auf der Welt auch im psychiatrischen Bereich vollzieht, nicht in zeitgemäßer Weise mitgemacht haben und mitmachen. Dafür sind die mitgeteilten Fälle Exempel, und wenn dies zutrifft, ergibt sich die Schlußfolgerung, daß es sich bei unseren Fällen nicht um vereinzelte relativ belanglose Seltenheiten handelt, sondern um Lehrreiches, Typisches, gar nicht Vereinzeltes, um die Folge einer kulturellen Rückständigkeit [6].

Gewiß muß man sich hüten, das kulturell Neue immer einfach auch als das Bessere anzusehen. Das Neue, das im Wandel der Zeiten heraufkommt, ist einfach zunächst das Zeitgemäße. Es ist ja auch zu bedenken, daß in allem Wandel der Zeiten Grundstrukturen menschlicher Kultur von Dauer und Beständigkeit bleiben. Sie zu bewahren, ist Aufgabe guter konservativer Kräfte. Solches Bewahren ist unerläßlich. Es ist dies aber etwas ganz anderes als kulturelle Rückständigkeit, wenn beides auch oft, zumeist in polemischer Tendenz verwechselt wird.

[6] Anders u. Kulenkampff: Der Verrückte in der Gesellschaft. Radius-Verlag. Stuttgart. S. 33.

Mir scheint es, daß unsere Fälle unzeitgemäße Rückständigkeit sowohl im psychiatrischen Krankenhauswesen und der damit verbundenen Gesetzgebung aufzeigen, und ferner, was mir das wichtigste scheint, in der praktizierten psychiatrischen Wissenschaft.

Das psychiatrische Krankenhauswesen und die Gesetzgebung

Bei weitem die längste Zeit ihrer Freiheitsentziehung mußten die Patienten, über die hier berichtet wurde, in psychiatrischen Großkrankenhäusern, wie man heute die großen Anstalten nennt, zubringen. Nur kurze Zeit, Tage oder Wochen, verbrachten einzelne in Universitätskliniken. Dabei ist noch zu bedenken, daß alle 4 Patienten nach einem Aufenthalt in einer Universitätsklinik durch ein Gutachten dieser Klinik ihre Freiheit zurückbekamen. Ganz abgesehen von der Fragwürdigkeit der jeweils gestellten Diagnose ist jahrelang die Gefährlichkeit dieser Patienten falsch beurteilt worden. Man hätte sie (jedenfalls Messer, Enz und Straffmann) Jahre vorher schon in ein freies Leben hineinführen und entlassen können. Es mag erstaunlich sein, daß in wenigen Wochen eine Situation, ein Patient, besser soll beurteilt werden können, als an einem anderen Ort in Jahren. Darauf beruft sich ja der Anstaltsdirektor in seinem Schreiben vom 23. Juli 1953 zum Fall Messer, wenn er seine andere Einschätzung des Patienten mit dem Hinweis begründet, daß er den Patienten aus „jahrelangem Anstaltsaufenthalt“ kenne, oder wenn der Richter seinen ablehnenden Bescheid auf unseren Entlassungsantrag des Heidmann u. a. auch mit der kurzen Zeit der Klinikbeobachtung begründet. Nicht die Dauer der Unterbringung indessen verbürgt ein zutreffendes Urteil, sondern die Zahl der Gespräche, die geduldige Bereitschaft, das eigene Urteil durch immer erneute Anhörung und Befragung des Patienten, aber auch der Angehörigen, Freunde und Kollegen zu überprüfen, um dem Patienten und seiner Lage wirklich gerecht zu werden.

Was die psychiatrischen Krankenhaus-Einrichtungen angeht, so ist man heutzutage, wie gesagt, ziemlich einmütig der Meinung, daß die Struktur unserer Anstalten solchen Fehlern, wie sie unseren Fällen widerfahren sind, Vorschub leistet. Und zwar schon deshalb, weil auf große Patientenzahlen relativ wenige Ärzte kommen. Oft ist der Etat zu klein, oft sind aber auch im Etat vorgesehene Stellen unbesetzt. Man glaubt zumeist, diesem Mangel durch Vermehrung der Arztstellen und Aufbesserung der Bezüge abhelfen zu können. Ich glaube nicht, daß das richtig ist. Man kann von jungen interessierten Kollegen nicht erwarten, daß sie sich zu einer Tätigkeit in einer offensichtlich unzeitgemäßen, oft in ländlicher Abgeschiedenheit gelegenen Krankenhausinstitution entschließen. Die Jugend strebt mit Recht und sicherem Gefühl zum Neuen. Die zeitgemäße psychiatrische Krankenhaus-Institution ist aber nicht das psychiatrische Großkrankenhaus, sondern das, was man die Rehabilitations- oder Resozialisierungskette [7] genannt hat: Ganz beim Patienten, beim Gefährdeten, sind die Nervenärzte und vereinzelte Polikliniken, Ambulanzen, die Hilfskräfte, Psychologen, Fürsorger und Sozialberater; im Ballungsraum sind die Übergangseinrichtungen, Übergangswohnheim, Patientenclubs, beschäftigungs- und arbeitstherapeutische Einrichtungen, Tag- und Nachtkliniken, offene psychiatrische Krankenhausabteilungen, und erst ganz am Ende aller dieser Einrichtungen kommt die geschlossene psychiatrische Abteilung für solche, die ihre Freiheit durch die Störung verloren haben, und die vor den Folgen dieses Freiheitsverlustes anders nicht mehr zu bewahren sind. Der italienische Psychiater M. Risso verglich treffend (in einem persönlichen Gespräch) den Wandel der psychiatrischen Institutionen im Kampf gegen die psychischen Störungen mit dem Wandel in der militärischen Strategie: Man schlage nicht mehr große Schlachten in großen Verbänden, sondern man führe einen Guerillakrieg! Natürlich kann der Weg durch diese Rehabilitationskette in je-

[7] C. Kulenkampff: Probleme sozial-psychiatrischer Rehabilitation. In: Moderne Wege der Krankenhauspsychiatrie. Schrattener-Verlag. Stuttgart-New York.

der Richtung durchlaufen werden. Viele Patienten kommen ja auch mit akuten Störungen aus voller Freiheit in geschlossene Krankenhausabteilungen. Wichtig ist, daß in dieser ganzen Kette von Institutionen die Tendenz besteht, mit allen möglichen Hilfen, auch mit somatischer Therapie ebenso wie mit Psychotherapie im weitesten Sinne des Wortes [8] die Rehabilitation anzustreben und zu erreichen, d. h., daß der Patient sich wieder im Leben ohne Hilfe behaupten kann. Diese Tendenz zum selbständigen Leben muß dazu führen, daß wenn nur irgend möglich, der Aufenthalt in einer geschlossenen Abteilung vermieden oder doch jedenfalls auf möglichst kurze Zeit beschränkt wird. Genau das Umgekehrte geschah aber bei den geschilderten Fällen. Man kann sagen, das Unzeitgemäße geschah. Die mögliche Rehabilitation wurde verhindert, ja die Möglichkeit der Rehabilitation wurde gar nicht gesehen. Es trat auch nicht ein, was man hätte erwarten dürfen: daß ein Psychiater, dem immerhin ein solcher Fehler unterlaufen war, diesen Fehler einsah oder gar begierig war, sich mit dem Fall noch einmal auseinanderzusetzen. Sondern, wie z. B. die Korrespondenz nach der Begutachtung des Falles Messer zeigt, beharrte man auf dem ursprünglichen Standpunkt, ein Zeichen, daß man das Unzeitgemäße der verwalteten Institution und die sich daraus ergebenden Gefahren und Fehler gar nicht sah. Es entspricht dies meiner Erfahrung, daß in solchen nicht mehr zeitgemäßen psychiatrischen Institutionen die Einsicht in das Unzeitgemäße fehlt, daß man mit dieser Institution und sich selbst im allgemeinen zufrieden ist, und Einwendungen dagegen als unberechtigte Einmischung oder, zumal wenn die Einwendungen von Universitäts-Psychiatern kommen, als Besserwisserei abtut. Sicher sind die Verhältnisse von Ort zu Ort verschieden, auch im Sinne dieser Schrift verschieden gut. Im ganzen gesehen sind die Verhältnisse in der Bundesrepublik — wahrscheinlich nicht nur hier — rückständig. Es erben sich eben nicht nur „Gesetz und Rechte", auch andere Institutionen erben sich fort. Die geschilderten Fälle sind dafür gute Beispiele. Ohne

[8] Zutt: Psychotherapie in der psychiatrischen Klinik ... Gesammelte Aufsätze. Springer 1963. S. 550.

Selbsterkenntnis aber unterbleibt auch der erste Schritt zur Besserung.

Nun zu dem durch unsere Gesetze geregelten Zusammenspiel der psychiatrischen Krankenhausärzte mit der Justiz: Die Göttin des Rechts trägt die Binde um die Augen als Zeichen dafür, daß sie unparteiisch ist, daß sie sich nicht durch den Anblick einer Partei im Sinne der Gunst oder Ungunst verführen läßt. Sie trägt die Binde aber nicht als Zeichen dafür, daß sie blindlings dem Urteil eines Sachverständigen folgt. Daß es bei den Entscheidungen im Rahmen der Freiheitsentziehungsgesetze zumeist aber so ist, ist in der Einleitung schon gesagt worden. Enz, der darüber Erfahrungen sammeln mußte und sich aufs Argumentieren verstand, hat das Zusammenwirken von Arzt und Richter erfaßt und zutreffend gesagt: „Wendet man sich an den Arzt, wird man an den Richter verwiesen — wendet man sich an den Richter, verweist dieser an den Arzt.“ In jüngster Zeit ist mir ein Fall bekannt geworden, den ich dem empirischen Bericht sehr gut noch hätte anfügen können [9]. Auch dieser Patient wurde als schizophrener Defekt verkannt. Der Fall zeigt aber auch exemplarisch, wie in der alltäglichen Praxis Krankenhaus und Justiz zusammenwirken. Der Patient bekam auf seinen Antrag ans Gericht, nicht wieder von einem Arzt des Krankenhauses, in dem er interniert war, sondern von einem anderen Gutachter begutachtet zu werden, einen ablehnenden Bescheid. Aufschlußreicherweise heißt es darin: „Ich habe heute ein Gutachten beim X-Krankenhaus angefordert. Auch nach Auswertung weiterer Literatur, die ich in der Zwischenzeit erschließen konnte, sehe ich keine Möglichkeit einer Begutachtung durch andere Ärzte. Ihre Meinung, die Ärzte im X-Krankenhaus seien Ihre ‚Prozeßgegner‘ und seien daher als Gutachter ausgeschlossen, ist unzutreffend. Es handelt sich um Sachverständige im Sinne der Zivilprozeßordnung, die allein schon kraft ihres Amtes verpflichtet sind ihre Gutachten objektiv und unparteiisch zu erstellen. Im Rah-

---

[9] Ich verdanke die Kenntnis dieses Falles Oberarzt Dr. Piesch (Leiter der Rehabilitationsabteilung der Frankfurter Universitäts-Nervenklinik, Direktor Professor Dr. Bochnik).

men der am 25. Juni 1968 mit Ihnen geführten ausführlichen Unterredung haben Sie neben allgemeinen Zweifeln an der Qualifikation der behandelnden Ärzte nur darauf hingewiesen, daß ein Gutachter schwerlich von einem einmal bezogenen Standpunkt wieder abgehen würde und daher in ein- und derselben Sache befangen sei. Was die Qualifikation der Ärzte im X-Krankenhaus betrifft, so besteht für das Gericht nicht der geringste Anlaß zu irgendwelchen Zweifeln. Aufgrund der großen Zahl der hier geführten Fälle glaubt das Gericht doch zu einem besseren Überblick in der Lage zu sein als ein einzelner Patient. Im übrigen gilt ein Sachverständiger nicht als befangen, nur wenn er in der gleichen Sache schon früher einmal ein Gutachten erstattet hat. Speziell zu den Ärzten im X-Krankenhaus, mit dem das Gericht zu tun hat, ist außerdem festzustellen, daß dauernd und prompt auch telefonisch die Entlassung angeregt wird, sobald sich der Gesundheitszustand eines Patienten so weit gebessert hat, daß er der Unterbringung nicht mehr bedarf. Es bestehen nicht die geringsten Anzeichen dafür, daß seitens der Ärzte im X-Krankenhaus irgendein Patient länger festgehalten wird, als es auch zu seinem eigenen Wohl erforderlich ist. Auch bei den im X-Krankenhaus tätigen Ärzten kann deshalb keine Rede davon sein, daß sie ihre Beurteilung nicht ändern würden, wenn sich das Befinden des Patienten ändert." — Die Ärzte des X-Krankenhauses, die in diesem Schreiben gegen die Zweifel des Untergebrachten in Schutz genommen werden, sind dieselben, die in den Fällen Messer und Straffmann als Gutachter tätig waren und in diesen Fällen jahrelang Freiheitsentziehung durch ihre Gutachten verursacht haben. Sicher ist auch nicht richtig, wenn der Richter sagt, er sähe keine Möglichkeit, einen anderen Gutachter dem Wunsche des Untergebrachten entsprechend zu befragen. Richtig hätte es heißen müssen, er sähe dazu keine Veranlassung.

In dem so aufschlußreichen Schreiben des Gerichts zeigt sich auch eine im Grunde genommen unangebrachte Empfindsamkeit der Gutachter und Richter gegen Zweifel an der Richtigkeit ihres Urteils, so als ob die Möglichkeit der Berufung gegen das Urteil einer Instanz an eine höhere Instanz, oder die Hinzuziehung eines anderen Gutachters eine Kränkung für die erste Instanz oder den ersten Gutachter wäre. Es handelt sich aber doch in allererster Linie und fast ausschließlich um den Schutz der Beurteilten gegen die Möglichkeit eines Fehlurteils. Wichtig sind nicht die Empfindungen der Gutachter und Richter, sondern, daß der Patient und seine Angehörigen so weit als irgend möglich das sichere Gefühl haben können, es werde alles getan, um Freiheitsentziehungen zu vermeiden.

Die Folgerung ist einfach: Die Beiziehung eines anderen Gutachters sollte nicht erschwert, sie sollte erleichtert, ja sie sollte in allen den Fällen zur Regel werden, in denen der Untergebrachte selbst, sein gesetzlicher Vertreter oder seine Angehörigen eine Überprüfung der bisherigen Beurteilung wünschen, anregen oder fordern. Man sollte auch nicht ohne besondere Gründe Wünsche von dieser Seite bezüglich der Person des neuen Gutachters unberücksichtigt lassen. Das alles mag ungewohnt sein. Es ist aber zeitgemäß und gerecht.

Dies zum Krankenhauswesen und zu dem Zusammenwirken mit der Justiz.

Die praktizierte psychiatrische Wissenschaft

Was die psychiatrische Wissenschaft erarbeitet hat, wird im Umgang mit den Kranken auch in ihrer Behandlung praktiziert. Um dieses Praktizieren geht es hier. Die psychiatrischen wissenschaftlichen Zustandsinterpretationen mögen differenziert und feinsinnig sein, im psychiatrischen Alltag werden sie zu einer Routine des Denkens und Handelns simplifiziert. Solche simple Routine ist gleichzeitig gerade wegen ihrer Simplizität mächtige Gewohnheit. So ist es wohl überall, wo wissenschaftliche Erkenntnis in der Praxis sich niederschlägt. So geschah die Entdeckung des Penicillins im glücklichen Moment eines wachen Geistes auf einer anderen Ebene, als seine praktische Anwendung in der hunderttausendfachen Verabfolgung des Medikamentes per os und per injectionem, wozu nicht mehr gehört als eine

Ahnung dessen, was im großen biologischen Zusammenhang geschieht. So handelt es sich auch bei der praktizierten Psychiatrie um etwas im Vergleich zur differenzierten wissenschaftlichen Theorie recht Einfaches, wobei noch zu bedenken ist, daß in vielen der großen psychiatrischen Krankenhäuser nicht einmal alle die verschiedenartigen, seelischen Leidenszustände zur Beobachtung und Behandlung kommen, die es gibt und mit denen es die psychiatrische Wissenschaft zu tun hat, sondern in der großen Mehrzahl schwere Fälle, auch solche, die aufgrund der Freiheitsentziehungsgesetze ohne oder gegen ihren Willen untergebracht werden müssen. Bei der Mehrzahl dieser Fälle diagnostiziert man aufgrund von Symptomen Krankheiten, man stellt Krankheitsdiagnosen, und daraus ergibt sich dann die Prognose und die Therapie. Das heißt, es ergibt sich, was man in der Zukunft des Patienten für möglich hält und was nicht. Es ergibt sich auch, was man zu tun für nötig hält und was nicht. Man sieht daher eine wichtige Aufgabe darin, nach solchen Symptomen zu fahnden, die einen Rückschluß auf eine Krankheit erlauben, eben auf die so wichtige Diagnose.

So kommt es, daß man einzelne Symptome hoch bewertet, daß man sie, wie ich glaube, häufig überbewertet. Ein eindrucksvolles Beispiel für diese Gefahr ist der Fall Heidmann. Seine falsch gedeutete Pupillenstörung wurde zum Angelpunkt für die Beurteilung seines Zustandes, ja für die Beurteilung des ganzen Menschen. Er war danach ein Gehirn- und Geisteskranker. Seine psychopathischen Renommistereien wurden als paralytische Größenideen, seine Sprache als paralytisch dysarthrisch verkannt. Für einen Diebstahl war er als Gehirn- und Geisteskranker nicht verantwortlich, er mußte aber wegen seiner durch den Diebstahl erwiesenen Gefährlichkeit in einem geschlossenen psychiatrischen Krankenhaus interniert werden. Man mußte jederzeit damit rechnen, daß der paralytische Gehirnprozeß aufflackerte und zu neuen psychotischen Erregungen und sonstigen Symptomen und Straftaten führte. Geriet er mit seiner Familie in Streit, so war das ein solches Aufflackern und Grund zur sofortigen Internierung. Findet man derlei charakteristische Symptome, so erübrigt sich eben, sich in das Schicksal des Patienten zu vertiefen, in die lebensgeschichtlich begründeten Motive seines Handelns. Das Gestörtsein und Stören hat mit lebensgeschichtlichen Motiven ja nichts zu tun, es ist Folge einer Funktionsstörung des Gehirns, verursacht durch die Krankheit. Auf diese Weise Feststellungen zu treffen, Symptome zu einem Syndrom, zu einem Zustandsbild, das der Kranke darbietet, zusammen-zu-schauen und auf eine Gehirnkrankheit zu schließen, ist im Recht, ja, es ist die Methode der Wahl, wenn es sich wirklich um eine Gehirnkrankheit handelt, sei diese herdförmig oder diffus. Diese Weise wissenschaftlicher Betrachtung ist die Errungenschaft der hirnpathologischen Forschung, die mit den Namen Broca, Wernicke, Bonhoeffer, Kleist u. a. verbunden ist, und zu differenzierten Erkenntnissen über die Folge lokalisierter und diffuser Störungen der Gehirnfunktion geführt hat. Aufklärung, Heilung und Ausrottung der progressiven Paralyse ist einer der großen epochal spektakulären Erfolge dieser Forschungsrichtung. Wäre Heidmann, so wie man es glaubte, ein Paralytiker gewesen, wäre auch alles in Ordnung gewesen. Da er aber kein Paralytiker war, da er nur dafür gehalten wurde infolge Überschätzung eines fehlgedeuteten Symptoms, war alles falsch, was mit ihm geschah. Weder die Malaria- und Salvarsan-Kuren hatten irgendeinen vernünftigen Sinn, noch die forensische Beurteilung, noch die Internierung, sobald er Streit mit seiner Frau bekam. Infolge der Fehldiagnose unterblieb auch alles, was bei richtiger Beurteilung sinnvoll gewesen wäre. Es unterblieben sozial-therapeutische Maßnahmen und Hilfen. Daß der Richter es war, der als letzter an der falschen Beurteilung noch festhielt, ist die typische Folge davon, daß er am wenigsten davon verstand.

Die drei anderen Fälle wurden der „Gruppe der Schizophrenien" zugerechnet. Wenn im Titel dieser Schrift von „sogenannten" Geisteskrankheiten gesprochen wird, so hat das darin seinen Grund, daß man auch bei diesen sog. Geisteskranken sich der Methode des Diagnostizierens bedient, so als ob sie sicher Geisteskrankheiten und durch Störungen der Gehirnfunktion verursacht wären. Es fehlt aber für eine solche Störung der Gehirnfunktion trotz jahrzehntelanger Forschungen jeglicher Beweis. Gleichwohl, man verfährt wie bei einer Paralyse, nur die Symptome, auf die man aus ist und die man findet, sind andere. So fand man z. B. bei Messer einen inadaequaten Affekt, man fand Wahnideen, Halluzinationen, Vorbeireden, negativistisches, läppisches Verhalten, man fand eine Persönlichkeitsversteifung und affektive Nivellierung. Aus diesen Symptomen setzte sich das Zustandsbild zusammen, das Messer „darbot". Man tat ihm Unrecht damit. Man mißverstand ihn. Psychiater mißverstanden ihn, die von Berufs wegen ungewöhnliche Seelenzustände müßten verstehen können. Man übersah, obwohl er in den ersten Wochen seines Aufenthaltes im Krankenhaus eine gute Selbstschilderung, einen „Kommentar" mit deutlich selbstkritischen Gedanken verfaßt hatte, daß er mit Recht erbittert war. Er war wütend über die Ungerechtigkeit und Verständnislosigkeit und Härte, die ihm widerfuhren. Er bot nicht nur das Zustandsbild eines Wütenden, sondern er hatte eine wohlbegründete Wut. Nicht anders war es bei Enz. Man diagnostizierte auch bei ihm einen krankhaften Prozeß, weil er kurzfristig das Symptom des Vergiftungswahns gezeigt, Gift in Speisen und in der Luft gewähnt hatte, und weil man glaubte, in seiner etwas verschrobenen pseudogebildeten Ausdrucksweise einen durch die Krankheit „aufgelockerten Gedankengang" feststellen zu können. Bei ihm, bei Enz, hat man sogar die offensichtlich aufs äußerste zugespitzte Ehekrise z. Z. seiner Tat nicht als Motiv dieser Tat gelten lassen, sondern man dachte an eine Willenszerrüttung durch die Psychose. Wenn bei Explorationen nicht die Symptome, nach denen man fahndete, herauskamen, dachte man — wie so oft in solchen Fällen — der Patient dissimuliere diese. Wenn er im Laufe der langen Jahre der Internierung sich einem Mitpatienten gegenüber vielleicht deplaciert scherzhaft verhielt, dachte man an krankhafte Antriebe. Sicher spielte für diese hartnäckige Einseitigkeit der Beurteilung des Enz die Krankheit der Schwester eine Rolle. Wahrscheinlich kam man durch diese Krankheit zuerst und so auffällig rasch auf die Diagnose, die bei Enz gestellt wurde. Ich vermute, die Schizophrenie der Schwester war für die diagnostischen Erwägungen bei Enz von ähnlicher Bedeutung, wie bei Heidmann die Pupillenstörung. Man war voreingenommen.

Die Symptome bei Straffmann waren faxenhaftes, der Situation nicht angepaßtes Verhalten, Festhalten an der Vorstellung, daß er Pfarrer sei, gelegentlich bezeichnete er sich als Bischof von Mainz, dann wieder fand man ihn stumpf, in sich gekehrt, antriebsarm, zu anderen Zeiten läppisch, zerfahren, von bizarrer Theatralik, laut und störend. Er fiel den Ärzten durch „pathologische Querelen" auf. Er wandte sich an Behörden, damit das widerfahrene Unrecht wiedergutgemacht und er in sein Amt wieder eingeführt wurde. Einmal soll er mit Kot und Urin unrein gewesen sein, einmal einen Pfleger angegriffen haben. Über Versuche, derartig auffälliges Verhalten aus der Situation, auch aus der inneren Situation des Straffmann motiviert zu verstehen, findet sich nichts in den Aufzeichnungen. Man schloß aus den Symptomen auf einen schizophrenen Defekt, und darauf, daß er bei einer Entlassung mit an Sicherheit grenzender Wahrscheinlichkeit verwahrlosen und möglicherweise gemeingefährlich werde. Dieses prognostisch-diagnostische Urteil hatte zur Folge, daß man in 20 Jahren nicht einmal den Versuch machte, ihn zu beurlauben, um zu sehen, wie er sich in Freiheit verhielt. Die Diagnose stand fest, und das genügte.

Zum Thema der praktizierten Psychiatrie, zum Thema der Überbewertung der Symptome, hat der spanische Psychiater Lopez Ibor, der Präsident der Weltvereinigung für Psychiatrie, in seiner großartigen Eröffnungsrede zum Weltkongreß in Madrid 1966 das folgende gesagt: „Es ist eine eigentümliche und bemerkenswerte Tatsache, daß innerhalb der Psychiatrie die Tendenz besteht, wie in der somatischen Medizin, Diagnosen zu stellen. Das hat seinen Grund in der kollektiven Mentalität und in der wissenschaftlichen Haltung des Psychiaters. Das Wort ‚hysterisch' z. B. drückt manchmal mehr eine Beleidigung aus als eine Diagnose. Das gleiche ist es mit ‚Psychopathie', und etwas ähnliches erleben wir heute mit dem Wort ‚Schizophrenie'. Daher die Scheu mancher Psychiater, eine Diagnose zu stellen, als handle es sich dabei um ein überschätztes Etikett, was natürlich im Widerspruch zu der Tradition der medizinischen Wissenschaft steht, die immer die Bedeutung der Diagnose hervorhebt, um zu zeigen, daß sie eben eine Wissenschaft ist und nicht nur Empirie. Die Psychiatrie versucht immer mehr Diagnosen stellend sich in die große medizinische Tradition einzureihen, sie lehnt sich aber auch dagegen auf. Diese Auflehnung gegen die Diagnose hat einen guten Grund und eine Rechtfertigung: Es ist die starre Haltung der Psychiatrie, wogegen sich einige Psychiater auflehnen. Sie lehnen sich auf, weil die Diagnose oft ein Verzicht auf weiteres Denken und Handeln ist. Es zeigt sich hier die gleiche Haltung, die in der Gesellschaft zum Ausschluß der Geisteskranken führt; in der Gesellschaft erfolgt die Absonderung durch Mauern und Gesetze, wissenschaftlich durch Diagnosen[10]." Mauern, Gesetze und Diagnosen waren es, die unseren Fällen in exemplarischer Weise zum Verhängnis wurden.

Es scheint mir durchaus möglich, daß gerade dort, wo die deskriptive Psychopathologie einen besonders hohen Stand erreicht hat, dies auch zu ihrer Überbewertung führt und so ein Grund sein kann für die Rückständigkeit im natürlichen Umgang mit den Gestörten, d. h. im sozialpsychiatrischen Bereich. In der Einleitung zu meiner „Verstehenden Anthropologie"[11] heißt es zum Thema der deskriptiven Psychopathologie kritisch: „Wir fragen nicht nur, welches Zustandsbild, welche Symptome bietet der Kranke und welche Krankheit mag dieses Zustandsbild hervorbringen. Wir fragen vielmehr vorsichtiger, unvoreingenommener und eindringlicher zugleich: Was ist mit diesem Menschen los? Wie kann menschliches Leben, Erleben und Verhalten sich so ändern? Wie ist es mit ihm dahin gekommen? Was hat er getan, was ist ihm widerfahren?" Diese Fragen schließen in natürlicher Weise die andere Frage ein, wie muß man mit ihm umgehen — Umgang im weitesten Sinne verstanden —, um ihm

---

[10] Lopez Ibor: Ansprache zur Eröffnung des Weltkongresses 1966. Nervenarzt **38**, 1—6 (1967).

[11] Psychiatrie der Gegenwart. Berlin-Göttingen-Heidelberg: Springer Bd. I/2, 764 (1963).

zu helfen. Das ist die Frage, die allen modernen sozialpsychiatrischen Bemühungen und Einrichtungen zugrunde liegt.

Es sind hier schließlich, wo es uns um eine Kritik des Praktizierens der psychiatrischen Wissenschaft geht, zwei diagnostische Gesichtspunkte noch zu erwähnen: das Praecoxgefühl und die Krankheitseinsicht. Unter dem von Rümke[12] geprägten Terminus Praecoxgefühl versteht man die von vielen Psychiatern erfahrene, aber von Rümke am eindrucksvollsten benannte Tatsache, daß man im Umgang mit vielen Fällen, die der Gruppe der Schizophrenien zugehören, ein bestimmtes Gefühl hat, daß diese Fälle ein Gefühl in einem wachrufen, das die Diagnose Schizophrenie gestattet. Man denkt, daß dieses Gefühl die Antwort sei auf die Begegnung mit einem in seiner affektiven Zuwendung fundamental gewandelten Menschen, wie es ein Schizophrener eben sei. Daß viel subjektives Ermessen in ein solches Urteil eingeht und daß es zumal im Einzelfall nur mit allergrößter Vorsicht methodisch mit ins Spiel gebracht werden darf, liegt auf der Hand. Es ist mit dem Praecoxgefühl in dieser Hinsicht aber nicht anders als mit vielen anderen gefühlsmäßigen diagnostischen Kriterien, das Verhalten des Patienten betreffend, z. B. mit dem Urteil, dieses Verhalten sei inadaequat, steif, manieriert, geziert oder läppisch. Was ein der Situation angepaßtes, adaequates, in natürlicher Weise bewegliches Verhalten ist, das unterliegt dem Urteil des untersuchenden Psychiaters. Er weiß auch, welches Gefühl der Begegnende in ihm hervorzurufen hat, will er psychisch als gesund gelten. Der untersuchende Psychiater ist in diesem Bereich diagnostisch relevanter Gefühle das Maß aller Dinge. Vor seinem Richterstuhl bestanden weder Messer noch Enz noch Straffmann.

Etwas Besonderes ist es in der psychiatrischen Alltagsroutine auch mit der Krankheitseinsicht. Sie gilt als ein sicheres Argument für die Genesung. Ihr Ausbleiben aber ist ein Zeichen mangelnder Genesung und schließlich des Defektes. Was es damit, mit der Krankheitseinsicht, auf sich hat, läßt sich kurz und ein-

[12] Rümke: Ausgewählte Vorträge und Aufsätze. Springer 1967, S. 209.

fach am Beispiel des Traumes dartun. Wer aus einem Traum erwacht, in dem er das Geträumte für Wirklichkeit hielt, korrigiert im allgemeinen rasch und weiß, daß das Geträumte geträumt war, aber nicht wirklich. So ist es bei vielen episodischen psychotischen Störungen auch, bei Dämmerzuständen, Delirien und anderen symptomatischen Psychosen. Der Einsicht, daß es nur ein Traum war, entspricht die Einsicht, daß man infolge Krankheit z. B. in einem die Situation verfälschenden Wahne befangen war. Aufgrund solcher Einsicht korrigieren wir die Täuschungen, denen wir im Traume oder in krankhaften Situationsverkennungen verfallen waren. Vergleichbares ereignet sich auch nach akuten, heftigen, affektiven, insbesondere ängstlichen oder zornmütigen Erregungen.

Ganz etwas anderes ist es aber, wenn ein Mensch in einem Konflikt, der sich über längere Zeit hinzieht, seine Situation, auch die Motive der anderen Menschen, mit denen er in Konflikt steht, im Laufe dieser Zeit verkennt. Hier ist es durchaus nicht die Regel, daß mit gehörigem zeitlichem Abstand von der Auseinandersetzung, so wie nach dem Erwachen aus dem Traum, die korrigierende Einsicht Platz greift, und daß subjektive, einseitige, parteiische Situationsauffassungen, daß Irrtümer über das Handeln der anderen und deren Motive, korrigiert werden. Wäre es so, so müßte das ja dazu führen, daß Streitende sich im allgemeinen, wenn nur genügend Zeit vergangen ist, versöhnen. So ist es aber doch nicht. Wer einen Prozeß gewinnt, glaubt, der Richter habe eine richtige Entscheidung getroffen, dem Unterliegenden sei Recht geschehen. Wer den Prozeß verliert, meint, der Richter habe den Fall nicht richtig begriffen und ein Fehlurteil gefällt. Streitigkeiten kommen im allgemeinen nicht dadurch zur Ruhe, daß die Parteien ihre Fehler einsehen und sich auf einen dann gemeinsam anerkannten objektiven Sachverhalt einigen, sondern zumeist, wenn nicht eine dauernde Feindschaft bleibt, kommen sie dadurch zur Ruhe, daß man die Streitfragen auf sich beruhen läßt. Die innere Lebensgeschichte eines Menschen ist daher auch nicht eine rational oder psychologisch durchsichtige Folge von Ursachen und Wirkungen, von klar in Erfahrungen begründeten Motiven und daraus hervorgehenden Handlungen. Antinomien wie Unklarheiten bleiben auf sich beruhen. Ein Schritt in die Zukunft ist daher auch nicht ein Rechenexempel aufgrund der Fakten der Vergangenheit. Ein Schritt in die Zukunft ist immer auch ein Wagnis.

Die Frage der Krankheitseinsicht nun führt im Falle Heidmann in eine völlige Verwirrung. Wie schon gesagt, hat er wahrscheinlich schließlich selbst geglaubt, er leide an einer Paralyse, nachdem Psychiater und Richter ihm das immer wieder versichert hatten. Man darf diese „Krankheitseinsicht" daraus schließen, daß er nach einem Streit mit seiner Frau freiwillig in die Klinik ging, um sich behandeln zu lassen, um so seinen guten Willen zur „Besserung" zu bezeugen. Hier ist Krankheitseinsicht eigentlich Ergebung in sein Schicksal, auch in die Fehldiagnose. Hier ist Krankheitseinsicht Unterwerfung. Gewiß war Heidmann ein unruhiger Psychopath, das hat wohl auch dazu geführt, daß er aus der Anstalt floh, daß er über die Dächer zu entkommen suchte. Daß er sich aber unterwarf, hat mit seiner Abartigkeit — wie ich glaube — wenig oder gar nichts zu tun, sondern damit, daß er über das Wissen und die Intelligenz nicht verfügte, um gegen die Diagnose argumentieren zu können. Vielleicht fügen sich viele Menschen, gesunde Menschen, wenn sie allein stehen gegenüber der übermächtigen Meinung von Familie, Amtsarzt, Psychiater und Richter, deren Urteil und geben nach. Wir wollen uns merken, daß es so sein kann.

Messer hatte im Sinne der praktizierten Psychiatrie natürlich keine Krankheitseinsicht. Man hielt seine Beschäftigung mit okkulten Dingen, seine Vorliebe für Swedenborg, seine Verbindung mit Jenseitigen durch Klopfzeichen schon für Zeichen eines schizophrenen Prozesses, die Erregung, die ihn in die Anstalt brachte, für eine Acerbation dieses Prozesses. Daß er selbst von dieser Erregung schon nach wenigen Wochen als von dem „Neuen" sprach, durch dessen Eindruck ihm jede Logik und jedes Unterscheidungsvermögen verloren gegangen sei und daß dabei „nichts Gescheites mehr herauskommen" konnte, das nahm man nicht, jedenfalls nicht als Zeichen einer gewissen immerhin bemerkenswerten Krankheitseinsicht zur Kenntnis. Die Krankheitseinsicht, die man von ihm verlangt hätte und als solche hätte gelten lassen, hätte darin bestanden, daß er seinem religiösen Glauben abschwor. Denn daß seine Beziehung zu Jenseitigem, so absonderlich sie den meisten Menschen scheinen mag, ein religiöser Glaube, *sein* religiöser Glaube war, daran ist nach allem, was wir von Messer wissen, nicht zu zweifeln. „Krankheitseinsicht" zu erwarten und von ihm zu verlangen wäre abwegig gewesen und Zeichen einer banausenhaft simplifizierenden, intoleranten Psychiatrie. Im Fall Messer spielte allerdings die Frage der Krankheitseinsicht praktisch ausdrücklich kaum eine Rolle.

Eine zentrale Rolle spielte diese Frage hingegen bei Enz. Verschiedene Male hieß es in Gutachten, die seine Anträge auf Befreiung ablehnten, er habe zwar zeitlichen, aber keinen inhaltlichen Abstand. Daß er kurz nach der Tat bei seiner Vernehmung sagte, er bereue seine Tat, die er im jähen Zorn begangen hatte, vermerkte man nicht als korrigierende Einsicht. Man fand es aber bemerkenswert, daß er keine Reue „zeigte", daß er auf den untersuchenden Psychiater nicht den Eindruck eines Reumütigen machte! Daraus aber, daß er nicht zugeben wollte, daß er z. Z. des schweren Ehekonfliktes, z. Z. der Tat, geisteskrank war, daraus, daß er vielmehr darauf bestand, er habe zwar im Affekt gehandelt, er bereue auch die Tat, geisteskrank aber sei er nicht gewesen, schloß man, daß er immer noch geisteskrank war. Man hielt ihn dafür, man hielt ihn für einen schizophrenen Defekt. Hier gilt nun das, was wir über die nachträgliche Verarbeitung schwerer, längere Zeit dauernder Konflikte, z. B. auch leidenschaftlich geführter Prozesse, gesagt haben. In solchen Fällen kann man, wie dort dargetan, eine Korrektur nicht erwarten, wie beim Aufwachen aus dem Traum. Was man erwarten kann, ist, daß die Leidenschaften abklingen und daß der so zur Ruhe Gekommene das Vorgefallene, das Erlittene und seine Schuld auf sich beruhen läßt. Das hat Enz getan. Er sann weder auf Rache noch suchte er, seine Schuld zu sühnen. Er strebte nach einer ganz im Sinne unserer heutigen Kultur nützlichen Tätigkeit, nach Bewährung in Freiheit und Beruf, auch um seinem Kinde hilfreich beistehen zu können. In einem solchen Falle auch für Verkennungen auf der Höhe des Konfliktgeschehens Korrektur zu verlangen ist eine unangebracht intolerant-theoretische Strenge und entspricht nicht der lebendigen Wirklichkeit. Enz bereute seine Tat, er sah auch ein, daß er Strafe verdient hatte. Er fand die Tat vielleicht verzeihlich, weil sie „im Affekt" geschehen war und weil dieser Affekt die Folge des Unrechts war, das man ihm angetan hatte. So fand er einen Weg, alles auf sich beruhen zu lassen und in ein neues Leben hineinzugehen. Einen solchen Menschen in einer solchen Situation mit den Täuschungen zu konfrontieren, denen er in Zorn und Verzweiflung erlegen war, kann im Rahmen eines langen Gespräches oder langer Gespräche am Platz und auch von Interesse sein. Entscheidend für die Frage z. B. der Gefährlichkeit des Enz aber war die Antwort auf solche Fragen nicht, sondern die Sicherheit, die man in Gesprächen dafür finden konnte, daß er den alten Konflikt überwunden hatte, insofern er in der Lage war, das Vergangene auf sich beruhen zu lassen. Ja es ist geradezu eine sozial-psychiatrische Aufgabe, einen solchen Menschen in dieser auf die Zukunft gerichteten Haltung zu bestärken und ihre Dauerhaftigkeit z. B. durch Beurlaubungen zu erproben. Dieses Aufsichberuhenlassen ist verwandt mit der Toleranz der Mitmenschen, die Murphy für die Rückkehr einmal Gestörter ins Leben mit Recht für so heilsam hält [13].

Werfen wir einen Blick zurück auf diese unsere Betrachtung über die im allgemeinen in den großen psychiatrischen Krankenhäusern praktizierte Psychiatrie, auf dieses Feststellen bestimmter hochbewerteter Symptome, von denen man auf bestimmte Krankheiten schließen zu können glaubt, wobei schon viel subjektives Ermessen in die nur scheinbar objektive Feststellung eingeht, was erst recht der Fall ist bei dem Gefühl, das im untersuchenden Psychiater bei der Begegnung mit einem Kranken erweckt wird, dem Praecoxgefühl, das er glaubt, diagnostisch verwerten zu können. Denken wir ferner an die hohe Bedeutung, die man der Krankheitseinsicht beimißt, ohne zu unterscheiden zwischen dem aus Schlaf, Traum und Umdämmerung Erwachen-

[13] Murphy. Studium generale. Jhrg. 20. 1967. Heft 10.

den und dem in der leidenschaftlichen Heftigkeit eines lange andauernden Konflikts die Situation Verkennenden. Bei einem solchen Rückblick wird klar, daß dieses Praktizieren auch die Gefahr in sich birgt, eine einfache, man muß schon sagen, eine bequeme Routine zu werden. Sie enthebt den Psychiater aller auch zeitraubenden, Geduld erfordernden Bemühungen, in das Leben des Patienten verstehend einzudringen, aller Versuche, dessen Wesen und Schicksal durch Befragung seiner selbst und seiner Angehörigen, Freunde und Berufskollegen, aufzuklären. Solche Versuche sind aber die Grundlage jeglichen sinnvollen, fruchtbaren Umgangs mit einem Leidenden — nicht das Diagnostizieren!

Im Jahre 1909 hielt Adolf Meyer, ein gebürtiger Schweizer, ein Schüler Forels, der in den USA lebte, wirkte und einen großen Einfluß auf die Entwicklung der dortigen Psychiatrie hatte, einen Vortrag über eine „dynamische Interpretation der Dementia praecox“ [14]. In dem Vortrag heißt es: „Die Bequemlichkeit, unter dem Deckmantel von fatalistischen und zergliederten Konzeptionen von Heredität, Entartung und mysteriöser Gehirnkrankheit zu arbeiten und damit der Verantwortung enthoben zu sein für ein wirkliches Verstehen der Zustände und für die Verhütung verhütbarer Entwicklungen, das ist eine mächtige und unbewußt gehegte Schutzmaßnahme. Diese wird brutal gestört durch eine Konzeption, die den Arzt in gewissem Grade für die einfachen und leicht zu beeinflussenden Fakten verantwortlich macht.“ Hier spricht vor 60 Jahren Adolf Meyer von genau der Bequemlichkeit, die auch mir heute noch eine gefährliche Verführung zu einfacher Routine zu sein scheint. Adolf Meyer war ein Gegner der Kraepelinschen Krankheitslehre. Er hatte großen Einfluß auf die Entwicklung der Psychiatrie in den USA. Es tut der Größe Kraepelins keinen Abbruch, daß er einen großen Gegner hatte. Es spricht für die Größe der Psychiatrie, daß auch dieser große Gegner in vielem Recht behielt und daß wir heute eine gewisse Renaissance seiner Auffassung in der modernen anthropologischen Psychiatrie und Sozialpsychiatrie erleben.

[14] Die Wahnwelten. Akademische Verlagsanstalt Frankfurt a. M. 1963, S. 58.

Wir glauben wieder an die Verhütbarkeit mancher psychotischer Entwicklungen und an ihre Heilbarkeit durch geeigneten Umgang mit den Patienten. Wir haben diesen therapeutischen Nihilismus überwunden. Auch dieser Nihilismus war in seinen praktischen Folgen bequem.

An dieser Stelle unserer Betrachtungen ist etwas über die moderne somatische Therapie der Psychosen zu sagen. Durch diese Therapie hofft man ja die hypothetische Krankheit, den Prozeß, günstig zu beeinflussen. Es gibt die Psycho-Chirurgie, die Schock-Behandlung, und die Pharmako-Therapie. Um die Psycho-Chirurgie ist es still geworden. Man hat diese Methode im allgemeinen verlassen. Es bedarf zur Psycho-Chirurgie des komplizierten Zusammenspieles des Psychiaters mit dem Neurochirurgen, was nicht überall und nicht leicht zu verwirklichen ist. Dieses und die Wesensänderungen durch den Eingriff, die oft in Kauf genommen werden mußten, und die Unsicherheit der therapeutischen Wirkung haben dazu geführt, daß die Methode nach einer Episode typischer therapeutischer Anfangsbegeisterung wieder verlassen wurde. Die Insulin-Kuren sind durch die Elektrokrampfbehandlungen und die Pharmako-Therapie weitgehend verdrängt worden. Sie werden wohl nur noch in Fällen angewandt, wo man mit den anderen Methoden zu keinem befriedigenden Erfolg kommt und der Zustand des Leidenden aus verschiedenen Gründen weitere therapeutische Versuche nahelegt. Daß die Insulinbehandlung vor der psycho-pharmakotherapeutischen Ära zugunsten der Elektroschockbehandlung verlassen wurde, lag sicher auch daran, daß die Elektroschockbehandlung bequemer war, daß sie weniger Anforderungen an Arzt und Pflegepersonal stellte. Heutzutage wird wohl kaum eine Insulin-Kur gemacht, ohne daß eine Elektroschock-Kur gemacht wurde, diese nicht, ohne daß zuvor Psycho-Pharmaka angewandt worden sind.

Zwei unserer Patienten, Messer und Enz, sind während ihres Aufenthaltes in einem psychiatrischen Krankenhaus mit E-Schocks behandelt worden. In beiden Fällen geschah dies gegen den Willen der Patienten. Sicher war die Anwendung dieser Behandlung, zumal im Zeitpunkt, in dem sie ausgeführt wurde, keine gerechtfertigte therapeutische Maßnahme. Messer hatte schon seinen Kommentar geschrieben, er war schon wütend über die verständnislose Behandlung. Mag man auch an eine Geisteskrankheit gedacht haben aufgrund von Symptomen, Praecoxgefühlen und mangelnder Krankheitseinsicht, im Grunde genommen aber war die Elektroschockbehandlung bei Messer nichts anderes als ein unangebrachter Disziplinierungsversuch. Bei Enz sollte eine wohlbegründete Verstimmung über seine deprimierende Lage, über die Wirkungslosigkeit seiner Argumentationen und Eingaben, eine Verstimmung, die man für krankhaft hielt, vertrieben werden. Zu den Schockbehandlungen von Messer und Enz noch folgende Gedanken: Ich habe wie schon gesagt diese Fälle nicht gesucht, sie sind mir zufällig begegnet. Man darf daher annehmen, daß dgl. Fälle und auch dgl. Schockbehandlungen nichts ganz Außergewöhnliches sind. Das muß zu denken geben. Man hört so oft und es wird so leichthin und so selbstzufrieden gesagt, unsere Zeit habe durch die These, die Verrückten und Irren seien Kranke, die medizinisch behandelt werden müßten, einen hohen Stand der Humanität erreicht. Man blickt mit sich zufrieden auf frühere Praktiken, insbesondere auf Exorzisten und Medizinmänner. Unsere Fälle zeigen aber eindringlich, daß es auch heutzutage inhumane Verfahren gibt, die dadurch, daß man sie für hochmoderne Heilbehandlungen hält, nicht gemildert werden, sondern durch die kühle Sachlichkeit des Vollzugs eher potenziert. Über das Schicksal des Menschen, über seine Person, sieht man hinweg. Man behandelt die „mysteriöse Gehirnkrankheit".

Bei weitem die größte Rolle unter den somato-therapeutischen Verfahren spielt heutzutage die Psycho-Pharmako-Therapie. Natürlich bekamen auch die Fälle unseres empirischen Berichts Psycho-Pharmaka. Sie spielten keine bemerkenswerte Rolle. Es gibt ja wohl überhaupt kaum einen sog. Geisteskranken, der nicht längere Zeit oder dauernd irgendwelche Psycho-Pharmaka verordnet bekommt und sie zu sich nimmt. Man sagt auch mit Recht, daß sich das äußere Bild der psychiatrischen Krankenhäuser vollkommen verändert habe. Erregte, Schreiende oder gar

Tobende und Gewalttätige sind geschwunden, Beschränkungen der freien Beweglichkeit durch Einsperren in „Zellen“ und Festbinden sind bis auf kurzfristige Ausnahmemaßnahmen gleichfalls geschwunden. Allerdings ist diese Ruhe, die so auch auf den unruhigen Abteilungen Platz gegriffen hat, nicht einfach ein Wegfall der Unruhe, sondern man könnte von einer parkinsonoiden Ruhe sprechen, von einer parkinsonoid bewegungsarm-maskenhaften Einförmigkeit, die an die Stelle der verschiedenartigsten, z. T. auch eindrucksvoll bizarren Hyperkinesen getreten ist. Man darf dabei auch die terminalen extrapyramidalen Insuffizienzsyndrome, die vor allem bei älteren Patienten oft als Dauerschaden sich herausbilden und bestehen bleiben können, nicht übersehen [15a]. Ich selbst habe über Möglichkeiten und Grenzen der Pharmako-Psychiatrie in einem Vortrag über den „Leib der Tiere“ mich geäußert [15b]. Hier an dieser Stelle unserer Betrachtungen ist die Pharmako-Psychiatrie von Bedeutung, insofern die praktizierenden Psychiater, auch wenn die von ihnen praktizierte Psychiatrie im Ganzen aus den dargelegten Gründen eine unzeitgemäße ist, dadurch, daß sie die neuesten Medikamente zur Anwendung bringen, und unter dem Einfluß der Unzahl von Reklamen, Berichten, Symposien und Kongressen, gleichsam getragen von der psycho-pharmakologischen Woge, glauben und darin täglich bestärkt werden, die von ihnen praktizierte Psychiatrie sei eine moderne, so wie das verordnete Medikament neu ist. Man könnte sagen, daß nicht nur die Patienten durch das Verordnete, sondern auch die Psychiater durch das Verordnen beruhigt werden. Sie täuschen sich über die wahre Situation. Und übersehen wir nicht, daß auch das Verordnen von Medikamenten ungemein einfach und bequem ist. So kommt es, daß durch die moderne Pharmako-Therapie, wie ich glaube, so segensreich sie ist, die an sich so notwendige Erneuerung der praktizierten Psychiatrie im Ganzen eher hintangehalten wird als gefördert.

[15a] Degkwitz: Leitfaden der Psychopharmakologie. Wissenschaftl. Verlagsanstalt. Stuttgart 1967. S. 156.

[15b] Anthropologische und naturwissenschaftliche Grundlagen der Pharmakopsychiatrie (Starnberger Gespräche). Thieme 1963.

Ergänzender Nachtrag

Freiheitsverzicht und Freiheitsgewinn

Ich mache mir über den praktischen Wert und Erfolg dieser Schrift keine Illusionen. Sie wird vielleicht den auf der Welt in Gang befindlichen Erneuerungsprozeß der psychiatrischen Krankenhausinstitutionen und der praktizierten Psychiatrie, der in der Bundesrepublik nur sehr zögernd in Gang kommt, da und dort dadurch, daß Leser zum Nachdenken angeregt die vorgetragenen Argumente sich zu eigen machen, etwas beschleunigen. Vielleicht führt die Schrift dazu, daß die darin aufgestellten Vermutungen und Behauptungen mit modernen statistischen Methoden überprüft werden. Das wäre gut. Denn es erhöhte die Aussicht, daß dem Ergebnis einer solchen Prüfung entsprechend möglicherweise Abhilfe geschaffen würde. Vielleicht überwiegt aber auch die Zahl derer, die meinen, Fälle wie die mitgeteilten seien doch nur seltene Ausnahmen, Unzufriedenheit mit unseren Institutionen sei unberechtigt, eine statistische Überprüfung sei gar nicht notwendig. Auch dann wird die Welt weitergehen, ohne durch die Rufe der paar Gequälten (wie z. B. Messer) in ihrem Gang gestört zu sein. Das ist in der Tat ein Rechenexempel. Die Gleichgültigen sind im allgemeinen eine erdrückende Mehrheit.

Damit sind wir eigentlich am Ende unserer Betrachtungen, wie sie durch die mitgeteilten Fälle angeregt worden sind. Zu dem Thema „Schicksal sog. Geisteskranker" möchte ich aber ergänzend doch etwas Wichtiges noch nachtragen:

Ich glaube wie gesagt schon, daß unsere Fälle nicht nur große Seltenheiten sind, aber auch ich glaube nicht, daß sie repräsentativ sind für das zahlenmäßig größte Problem unserer unzeitgemäßen, reformbedürftigen praktisch-psychiatrischen Betätigung im

Ganzen. Das zahlenmäßig größte Problem sind nicht diejenigen, die unentwegt ihre Freiheit fordern und sie schließlich — wodurch auch immer — durch artistisch gewandte Flucht, durch Äußerung ihrer erbitterten Wut oder durch Beharrlichkeit im Argumentieren, sicher immer auch durch Glück wiedergewinnen. Solche Fälle ziehen zwar die Aufmerksamkeit auf sich. So haben sie auch meine Aufmerksamkeit auf sich gezogen. Das zahlenmäßig größte Problem sind aber wie ich glaube jene, die sich in aller Stille abfinden, die dem Druck der Internierung nachgeben, sich wahrscheinlich der über sie verhängten Diagnose unterwerfen — denken wir an Heidmann —, sich jedenfalls gegen diese Diagnose und die daraus gezogenen Konsequenzen nicht mehr wehren. Sie wollen aus der Anstalt gar nicht mehr heraus, ja sie setzen Rehabilitations- und Resozialisierungsbemühungen nur schwer und nur selten zu überwindenden Widerstand entgegen. Das eben lehrt überraschend die Erfahrung rehabilitationsbeflissener Ärzte, daß es viele sog. Kranke sind, die die Freiheit gar nicht mehr erstreben [16]. Das Freiheitsproblem zeigt sich so in einer neuen Weise: Es handelt sich weder um Freiheitsverlust noch um Freiheitsentziehung. Diese sog. Kranken verzichten auf ihre Freiheit. Es handelt sich um Freiheitsverzicht! Sie haben sich daran gewöhnt, ein Anstaltsleben zu führen, keine Verantwortung für andere, nicht einmal für sich selbst, zu tragen, herumzustehen, herumzusitzen, zu liegen, vielleicht kleinste gewohnte Funktionen im Anstaltsbetrieb zu verrichten, jeder Eigeninitiative aber zu entraten. Sie drehen sich gleichsam immer im Kreise, in dem Kreise, zu dem der Lebensweg eines geschichtlichen Menschen destruiert ist.

Wie kommt es, daß man sie gewähren läßt, daß man sie gewähren ließ, so daß sie in ein solches Leben hineingeraten konnten? Die Antwort lautet: Sie boten und sie bieten Symptome. Manche bieten das Symptom eines chronischen Wahns oder einer Halluzinose, wobei aber hinzuzufügen ist, daß viele, die einen chronischen Wahn haben, auch chronisch Halluzinierende, in Frei-

[16] Anders u. Kulenkampff: Der Verrückte in der Gesellschaft. Radius-Verlag Stuttgart, S. 30.

heit leben, auch in Beruf und Familie einen Platz ausfüllen können. Viele von diesen Menschen haben aber auch nur das Symptom des „Mangels an Antrieb", des „Verlustes an energetischem Potential", der „affektiven Verblödung", des „schizophrenen Defekts" — alles Symptome, mit denen im Grunde nur gefaßt wird, daß sich diese Menschen eben abgefunden haben, sich in den monotonen Anstaltsbetrieb initiativelos einfügen und sich im Kreise drehen. Mir scheint, daß für die Beurteilung dieser Zustände von großer Bedeutung ist, was Häfner in einem Aufsatz über „Rehabilitation bei Schizophrenen" [17] als begründete Vermutung ausspricht, daß nämlich die Symptome „Antriebsverlust", „Leistungsversagen", die Conrad unter dem Begriff des „energetischen Potentialverlustes" als Kernsymptom einem vermuteten Hirnprozeß zugeschrieben hat, möglicherweise den Sekundärveränderungen zuzurechnen sind, die auf eine intensive soziale Rehabilitation besonders gut ansprechen. Das legt — wie ich meine unausweichlich — die andere Vermutung nahe, daß diese Symptome, so wie sie durch rehabilitierende Bemühungen ihrer Umgebung wieder behoben werden können, durch die bedenkliche, dehabilitierende, desozialisierende Wirkung des Anstaltsmilieus überhaupt entstanden sind.

Trifft dies aber zu, so sind terminologische Zustandsdeskriptionen, die wie „energetischer Potentialverlust" usw. auf ein Stadium der mysteriösen Hirnkrankheit hinweisen, gleich wie auf eine Hirnatrophie, sicher für die Mehrzahl der Fälle fehl am Platz. Ein solcher organischer Defektzustand würde nicht eine solche Abhängigkeit vom Milieu zeigen, wie das nach den Erfahrungen der modernen Sozialpsychiatrie der Fall ist. Anstatt psycho-pathologische und hirn-pathologische Erwägungen anzustellen, die die erwähnte Terminologie zur Folge haben, würde ich vorschlagen, zu bedenken, ob es sich bei diesen Zuständen nicht darum handelt, daß diese Menschen einfach faul geworden sind, und zwar so faul, daß wir nicht glauben können, daß es sich um nichts anderes als um Faulheit handelt. Vielleicht kommt

[17] Häfner: Rehabilitation bei Schizophrenen. Der Nervenarzt 39. Jahrg., Heft 9.

das daher, weil wir zu wenig darüber nachgedacht haben, was Faulheit ist.

Die meisten Menschen werden die Frage danach, was Faulheit eigentlich ist, überhaupt überflüssig finden, weil sie glauben, daß doch jeder weiß, was Faulheit ist. Außerdem findet man die Verwendung des Begriffes Faulheit innerhalb der psychiatrisch-wissenschaftlichen Terminologie für unangebracht primitiv. Man glaubt sich etwas zu vergeben, man glaubt aus den Höhen wissenschaftlicher Betrachtung und Sprache in die bedenklichen Niederungen vorwissenschaftlicher, laienhafter Menschenkunde hinabzusteigen. Es ist mit Faulheit so wie auch mit anderen anthropologisch bedeutsamen Begriffen wie z. B. mit Gewohnheit, Berauschtheit, Vertrauen und Mißtrauen. Lassen wir uns aber durch dgl. Bedenken nicht davon abhalten, über das Wesen der Faulheit nachzudenken, so tun wir das auch im Bewußtsein, in anderem Sinne etwas Unmodernes zu unternehmen. Nach dem Wesen eines Zustandes zu fragen ist nämlich nicht modern. Modern ist, nach den körperlichen und soziologischen Bedingungen, für das Vorkommen von Zuständen — von Angst, Berauschtheit, Mißtrauen oder Faulheit — zu fragen, weil man so zu erreichen hofft, was auch modern ist, daß man das Auftreten und das Schwinden solcher Zustände in den Griff bekommt, um zu experimentieren, zu therapieren und zu manipulieren.

Wollen wir aber doch in unmoderner Weise das Wesen der Faulheit bedenken und es ein wenig erhellen, so ist es gut, gleich auch ihr Gegenteil in Betracht zu ziehen. „Denn ohne das Lächerliche ist es unmöglich, von dem Ernsten — wie überhaupt von irgendeiner Sache ohne ihren Gegensatz — einen richtigen Begriff zu erlangen.“ [18] So ist der Gegensatz von Faulheit der Fleiß. Dabei fällt in erster Linie auf, daß Faulheit ein Laster, Fleiß aber eine Tugend ist. So scheint es uns wenigstens unreflektiert selbstverständlich als Kindern dieser unserer Zeit. Man urteilte aber nicht immer so und tut es auch heutzutage nicht überall auf der Welt. Interessantes darüber lesen wir in La

---

[18] Plato: Die Gesetze 816 D.

Fargues Schrift über das „Recht auf Faulheit“ (1883) [19]. Dort heißt es: „Will man in unserem zivilisierten Europa noch eine Spur der ursprünglichen Schönheit des Menschen finden, so muß man zu den Nationen gehen, bei denen das ökonomische Vorurteil den Haß gegen die Arbeit noch nicht ausgerottet hat.“ „Für den Spanier ist die Arbeit die schlimmste Sklaverei. Auch die Griechen hatten in der Zeit ihrer höchsten Blüte nur Verachtung für die Arbeit. Den Sklaven allein war es gestattet zu arbeiten, der freie Mann kannte nur körperliche Übung und Spiel des Geistes.“ Die Philosophen des Altertums lehrten die Verachtung der Arbeit, diese Herabwürdigung des freien Mannes. Verwandte Gedanken finden sich auch in dem Roman Lucinde von Friedrich Schlegel, im „Idyll des Müßigganges“. Dazu zunächst eine für unsere Betrachtung nicht unwichtige ethymologische Bemerkung: Während in Faulheit sich das Wertnegative durch die Verwandtschaft mit Fäulnis, Verfaulen aufdrängt (daher auch stinkfaul!), ist beim Müßiggang — obwohl er bei uns als „aller Laster Anfang“ angeprangert wird — die Verwandtschaft mit dem Wertpositiven der Muße nicht zu übersehen. Muße ist verwandt der Beschaulichkeit. Auch Schlegel, der das Ethos der Arbeit anprangert, als „leeres unruhiges Treiben, als eine nordische Unart“, weist wie La Fargue auf andere Kulturbereiche, wenn er sagt: „Nur Italiener wissen zu gehen, und nur die im Orient verstehen zu liegen.“ „Unter allen Himmelsstrichen ist es das Recht des Müßigganges, das Vornehme und Gemeine unterscheidet, das eigentliche Prinzip des Adels.“ In Max Webers religions-soziologischer Schrift über Kapitalismus und Reformation wird der religiöse Grund aufgedeckt, aus dem das moderne Ethos der Arbeit in den protestantischen Ländern erwachsen ist, indem Arbeit — ursprünglich Qual und Plage — zum Vehikel der Heilsgewißheit wurde.

Alles dieses erwähne ich an dieser Stelle nur, um daran zu erinnern, daß das ethische Problem von Fleiß und Faulheit nicht so einfach ist, wie es uns und unseren Zeitgenossen im allgemei-

[19] La Fargue: Das Recht auf Faulheit. Politische Texte. Europäische Verlagsanstalt Frankfurt a. M. 1963.

nen scheint, und daß wir uns hüten müssen, unbedacht einfach zu übernehmen, was heutzutage so weitverbreitete Meinung ist: Fleiß sei gut und löblich, Faulheit aber schlecht und schändlich, eine Simplifikation, die uns den Blick verlegt auf das wahre Wesen der Faulheit und des Fleißes. Bedenken wir, um weitere Einsicht zu gewinnen, auch Synonyme: Synonyme der Faulheit sind u. a.: Untätigkeit, Müßiggang, aber auch Muße, Beschaulichkeit, Sammlung und Ruhe. Synonyme des Fleißes sind: Tätigkeit, Betriebsamkeit, Eifer, aber auch blinder Eifer, Leerlauf und Unruhe. Was La Fargue mit „Recht auf Faulheit" meint, ist das Recht auf Muße. Das gleiche meint Schlegel in seiner Idylle über den Müßiggang. Was beide verurteilen und anprangern, ist der blinde Eifer der Menschen unserer Maschinenzeit, der Eifer, den „unsere abgerackerten Maschinensklaven" (La Fargue) entfalten müssen und entfalten, der blinde Eifer, der sich in ihren Gesichtern zeigt, „entwürdigt durch die Müh', sinnlosen Dingen ohne Mut zu dienen" (Rilke) [20].

Die heute allgemein üblich verbreitete Simplifikation führt zum Reden vom „Adel der Arbeit" und daß „wer nicht arbeitet, auch nicht essen" soll, daß Arbeit einen hohen auch sozialtherapeutischen Wert hat, so daß es das Ziel jeder Therapie ist, den Herausgeratenen wieder „in den Arbeitsprozeß einzugliedern". Ja manche von uns neigen in unserer vom Arbeitsethos durchdrungenen Welt dazu zu glauben, es entspreche überhaupt der menschlichen *Natur*, sich der Struktur unserer Arbeitswelt anzupassen und einzugliedern, z. B. nach dem Signal des Weckers aufzustehen, pünktlich auf die Minute Haus und Familie zu verlassen, die Bahn zu besteigen, am Arbeitsplatz einzutreffen, das Vorgefundene, Aufgegebene, am Schreibtisch oder an der Maschine zu erledigen und zur vorausbestimmten Stunde nach eingelegter Mittagspause den Heimweg anzutreten, dort nach den Gepflogenheiten der Familie, der Freunde und Bekannten die Freizeit zu gestalten oder vom Freizeitbetrieb gestaltet zu werden, bis man ins Bett sinkt und — wenn man Glück hat — Schlaf findet. Es scheint zur Natur des Menschen so auch zu

[20] Rilke. Stundenbuch.

gehören, daß er bestrebt ist im Sinne der sozialen Rangstruktur dieser Welt durch Fleiß und Betriebsamkeit eine Stufe höher zu steigen, jedenfalls möglichst oben zu bleiben. So könnte es scheinen. Wem es in der Tat so scheint, der setzt, wie ich glaube, die Natur des Menschen einfach gleich auch mit jener andern großen Macht, mit der die Struktur der *jeweiligen* Kultur und so auch der unsrigen, heutigen, dem einzelnen seine Rolle zuweist und ihm die entsprechende Haltung aufzwingt. Eine Macht, deren Ansporn der einzelne sich im allgemeinen nicht entziehen kann ohne das peinliche Gefühl, nicht mitzukommen, nicht vorwärtszukommen, schließlich überflügelt abzusinken und verachtet zu werden, kurz: eine Rangminderung zu erfahren. In der Schule sitzenzubleiben, bei einer Bewerbung nicht beachtet zu werden, in seiner Stellung gekündigt, auch wegen Krankheit oder Alter zur Ruhe gesetzt zu werden, ist für viele peinlich empfundene, für manche unerträgliche Degradierung. Diese rangspezifische Dynamik ist von großer Bedeutung in den breiten Schichten jener Menschen, die im Betriebe der arbeitsteilig durchorganisierten, technifizierten Welt ihren Rang haben und behaupten durch ihren Fleiß, ihre Leistung und deren Erfolg.

Indessen, es gibt Menschen, die vom Ansporn dieser Rangordnung-bedingten Dynamik wenig oder gar nicht berührt sind. Manche vom Ursprung her durch ihre Geburt, manche durch ihr Schicksal. Von dieser Dynamik unberührt sind Fürsten und Bettler. La Fargue schreibt von ihnen: „Unser Herz schlägt höher, wenn wir den in seiner durchlöcherten ‚Capa‘ majestätisch drapierten Bettler einen Herzog von Ossuna mit ‚amigo‘ (Freund) traktieren hören.“ Auch von ihrem Ursprung her weise, philosophische und religiöse Menschen, stehen über dieser Dynamik und fühlen nicht ihren oft peinigenden Ansporn. Es gibt aber auch Schicksale, durch die Menschen aus dieser in der kulturellen Struktur begründeten Dynamik des Lebens herausgeraten. Wieder hineinzufinden scheint dann für viele mühsam, ja aussichtslos — sie resignieren. Natürlich ist es eine interessante Frage, wer und unter welchen Bedingungen aus dieser kulturellen Ordnung herausgerät, wobei uns klar sein muß, daß ja auch ein

Herausgeratener immer noch eben als Herausgeratener zu dieser Ordnung, wenn auch nur z. B. als ihr stiller Verächter oder Verachteter, gehört. Diese Fragen wären sicherlich einer sorgfältigen Untersuchung wert. Es wären bei einer solchen Untersuchung alle untätig, alle faul Gewordenen in Betracht zu ziehen, die Alten vor allem, die Invalidisierten, die chronisch Kranken aller sozialen Stufen. Alter und Krankheit sind ja für viele ein Freibrief, ohne Rangminderung faul sein zu dürfen und sich von anderen erhalten und bedienen zu lassen.

Eine große Rolle spielen sicher psychiatrische Fälle. Als wichtige, große und beispielhafte Gruppe sind die Trinker zu nennen und die wenigen anderen Süchtigen. In die Trunksucht führt der Rausch, der den Berauschten mit — im Sinne unserer sachlichen Kultur trügerischem — Selbstgefühl und dem Gefühl der Überlegenheit beschenkt. Gelingt es nicht, den Trinker vom Trinken zu befreien, verfällt er allmählich einem Wechsel, einer Mischung von blöder Heiterkeit, unzufriedener Mißgelauntheit und menschenfeindlicher Gereiztheit. Es ist ja bekannt, wie schwer es ist, einen so „Verkommenen" zu „retten". Der Aufforderungscharakter, den für die meisten unserer Zeitgenossen unsere Berufs- und Arbeitsinstitutionen als Möglichkeit der Rangsicherung oder des Aufstieges haben, ist geschwunden. „Und ist der Ruf erst ruiniert, dann lebt man gänzlich ungeniert." Der Trinker ist faul geworden. Er vegetiert. Er läßt sich treiben, er treibt nichts mehr. Oft sind es Psychosen, auch periodische oder nur episodische, die den Menschen aus seinen beruflichen, oft auch familiären Beziehungen herausgeraten, ihn die Mühe scheuen und die Hoffnung und die Lust verlieren lassen, die alten oder den alten vergleichbare Beziehungen wieder aufzunehmen oder aufzubauen. Ich kenne dafür viele Beispiele. Ich denke z. B. an den Fall einer begabten mehrsprachigen Sekretärin, die jahrelang trotz immer wiederholter periodischer Krankheit in ihrer Stellung gehalten worden war, dann aber wurde sie für defekt und berufsunfähig erklärt. Jetzt ist sie vollkommen gesund und sie denkt nicht mehr daran, einen Finger zu rühren. Sie wundert sich heiter, wie rasch mit Nichtstun oder doch mit nichts anderem als sich selbst versorgen und unterhalten der Tag vergeht. Die Frage, ob sie nicht in ihrem Beruf wieder einmal tätig sein möchte, verneint sie mit souveränem Lächeln einer selbstbewußt-zufriedenen Faulheit. Ein gleichfalls periodisch psychotischer Student scheut schon die Frage der alten Kommilitonen, wo er inzwischen gewesen sei und was er getan habe. Er meidet sie. Der Weg des geringsten Widerstandes führt zu einem primitiveren Job, wo er unterkommen, im Anonymen unterkriechen kann und sich nicht anzustrengen braucht. Man spricht vom sozialen Abstieg auch als Symptom eines psychotischen Defekts. Tatsächlich liegt einem solchen Abstieg zumeist wohl die Furcht vor der Blamage im alten Milieu und die Erkenntnis zugrunde, daß es „auch so“ geht. Zufriedene natürliche Faulheit tritt an die Stelle von Ehrgeiz und Strebsamkeit. Das faule Leben wird zur Gewohnheit. Eine große Zahl derartig herausgeratener resignierter, mehr oder wenig zufrieden Dahinlebender bevölkert sicher unsere psychiatrischen Großkrankenhäuser. Genau besehen handelt es sich also bei diesen Menschen weder um einen Freiheitsverlust, den sie durch die Krankheit erlitten haben, noch um eine Freiheitsentziehung, die man ihnen auferlegt. Es handelt sich vielmehr um einen Verzicht auf Freiheit, einen Freiheitsverzicht. Der Staat oder eine andere öffentliche Behörde trägt für ihr faules Leben Krankenhauskosten. Ich glaube, wir wissen zu wenig über diese Faulen, über den Inhalt ihres Lebens, ihrer Gedanken.

Werfen wir von hier aus einen Blick auf unsere Fälle. Sie sind sicher ungewöhnliche Menschen. Sie haben die Freiheit nicht für die Faulheit hingegeben. Bei Heidmann mag eine zeitweilige manische Unruhe in Verbindung mit seiner artistischen Gewandtheit, bei Messer religiöse Überzeugung und echte dickköpfige Eigenwilligkeit, bei Enz aber ein unerschütterliches Streben, im Sinne der heutigen Welt sich zu bewähren, auch seiner Tochter wieder ein guter Vater zu sein, bei Strassmann seine homoerotische Unruhe und Leiden unter der Monotonie des Anstaltslebens eine Rolle gespielt haben. Alle vier ließen in ihren Bemühungen um Freiheit nicht locker, und sie hatten schließlich Glück und Erfolg. Bedenken wir aber, wie schwer es für sie war, frei zu werden, so wird die Schranke sichtbar, innerhalb derer viele sich mit einem reduzierten, faulen Leben abfinden, die Schranke, die gebaut ist aus Diagnosen, die unsere Psychiatrie stellt und hochbewertet, aus Gesetzen, die dem Sachverständigen eine außerordentliche Macht geben und eine große Verantwortung auferlegen, die Schranke, die versinnbildlicht ist durch die Anstaltsmauern. Vielleicht ist dieser Zustand eine beklagenswerte Konsequenz unserer kulturellen Situation, die dazu führt, daß viele ein faules Leben einer Freiheit vorziehen, die heutzutage auch als repressives Establishment verklagt wird, eine Freiheit, die es mit sich bringt, daß man sich in den Arbeitsprozeß eingliedern lassen muß, um sie zu besitzen. Freiheit muß wohl immer mit Opfern erkauft werden, vielleicht heutzutage mit besonders raffinierten Formen der Unfreiheit. Vielleicht kann und muß man von den Kranken in unseren Anstalten sagen, daß sie paradoxerweise auf eine Freiheit zwar verzichten, aber eine andere, die Freiheit des Schlaraffen nämlich, gewinnen. Der Verzicht auf eine Freiheit wäre zugleich der Gewinn einer anderen[21].

So besehen könnte man auf den Gedanken kommen, man sollte alles hinnehmen und es so lassen, wie es ist. Warum soll man nicht, wenn es sich bewahrheitet, daß so viele ein faules, eingeschränktes Leben, eine Schlaraffenfreiheit, dem freien Leben unter den heutigen Bedingungen vorziehen, diese nicht gewähren lassen? Zumal in der heutigen Zeit, in der wir einer Zukunft entgegengehen, in der nicht Fleiß die Parole sein wird, nicht Teilnahme an einem Arbeitsprozeß, sondern Freizeitgestaltung, und das heißt doch in gewissem Sinne auch Faulheit. Wir können diese Gedanken hier nicht weiter verfolgen. Ich meine aber: Selbst wenn man sich dazu entschlösse, die Faulen gewähren zu lassen, sollte man sich doch nicht täuschen. Man sollte z. B. nicht eine Vermehrung von „Geisteskrankheiten“ annehmen, wo es sich in Wahrheit auch um ein kultursoziologisches Phänomen großen Ausmaßes handelt. Die Frage wäre dann nur

---

[21] Siehe zum Freiheitsproblem der Geisteskranken: Michel Foucault: Histoire de la Folie. Deutsch bei Suhrkamp, Frankfurt a. M. 1969.

noch, ob wir, wenn wir den Dingen einfach ihren Lauf lassen, uns selbst nicht den Vorwurf tadelnswerter Faulheit gefallen lassen müssen, weil wir durch das auch kultursoziologische Phänomen sog. psychischer Krankheiten uns nicht beunruhigen lassen und nicht handeln. An anderer Stelle[22] habe ich gesagt, die Psychiatrie einer Epoche sei der Beitrag des Denkens dieser Epoche zum Problem der psychisch Gestörten und Störenden. Fügen wir an dieser Stelle hinzu: je nach Art des Denkens einer Epoche werden die Psychiater in je verschiedener Weise zum Handeln gedrängt. Die sozialpsychiatrischen Bemühungen sind heute solches zeitgemäßes Denken und Handeln. Daran hat es aber bei den Fällen, über die hier berichtet wurde, viele Jahre lang völlig gefehlt. Die überindividuellen Gründe für solche Fehler aufzudecken, damit sie möglichst vermieden werden, ist Sinn und Ziel dieser Schrift.

---

[22] Die psychiatrische Wissenschaft in heutiger Zeit. Jahrbuch f. Psychologie, Psychotherapie und medizin. Anthropologie. 17. Jahrg., Heft 1/2 — 1969.